शरीर के अंगों पर आधारित मुहावरे और सूक्तियाँ

अर्चना कोहली

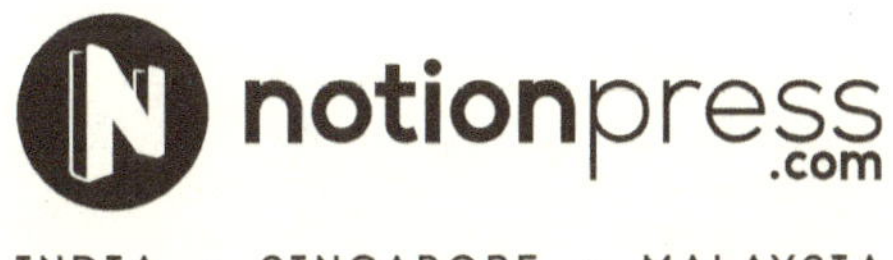

No.8, 3rd Cross Street,
CIT Colony, Mylapore,
Chennai, Tamil Nadu – 600004

First Published by Notion Press 2021

ISBN 978-1-63745-595-1

प्राक्कथन

प्राचीन समय से ही समस्त विश्व में मुहावरों–सूक्तियों की एक लंबी श्रृंखला रही है। इनके बिना हिंदी भाषा अधूरी है। जहाँ मुहावरे बात को कहने का एक विशिष्ट ढंग है वहीं सूक्तियाँ आदर्श वाक्य होते हैं जो हमें अच्छे–बुरे का बोध कराने के साथ–साथ सकारात्मक दृष्टिकोण भी प्रदान करते हैं।

मेरी इस पुस्तक में सरल–सरस भाषा में शरीर पर आधारित मुहावरों और संस्कृत सूक्तियों का हिंदी अर्थ सहित सुंदर संकलन किया गया है। यह बच्चों के लिए उपयोगी होने के साथ–साथ प्रत्येक आयुवर्ग के लिए भी समान रूप से उपयोगी हैं।

शरीर पर आधारित मुहावरों और सूक्तियों पर आधारित मेरा यह प्रथम प्रयास है। आशा है आप सब पाठकों को अवश्य पसंद आएगा।

अर्चना कोहली

आभार

मेरी यह पुस्तक माता–पिता को समर्पित है जो सदैव से ही मेरे लिए प्रेरणास्रोत रहे हैं। जिन्होंने पग–पग पर मेरा मार्गदर्शन किया। जिससे मुझे अपनी पुस्तक को बेहतर बनाने की प्रेरणा मिली।

विषय–सूची

मुहावरे

शरीर से संबंधित मुहावरे

आँख से संबंधित मुहावरे

1. आँख का तारा होना – बहुत प्यारा होना

   वाक्य – बच्चे अपने माता–पिता की आँखों का तारा होते हैं।

2. आँखें चुराना/छिपाना – संकोच करना

   वाक्य – समीरा बहुत शर्मीली है। इस कारण वह सबसे आँखें चुराती है।

3. आँखों पर पट्टी बाँधना – अनदेखी करना/अवहेलना करना

   वाक्य – बेईमानी को होते देखकर भी लोग आँखों पर पट्टी बाँध लेते हैं।

4. आँखें भर आना – आँखों में आँसू आ जाना

   वाक्य – शत्रु के खेमे से सुरक्षित लौटे बेटे को देखकर माता–पिता की आँखें भर आईं।

5. आँखों से ओझल होना – गायब हो जाना

   वाक्य – दादी मृणाल को तब तक देखती रही, जब तक वह आँखों से ओझल नहीं हो गई।

6. आँख–कान खुले रखना – सावधान रहना

   वाक्य – आजकल के माहौल में हमें अपने आँख–कान खुले रखने चाहिए।

7. आँखें खुली की खुली रह जाना – हैरान होना

   वाक्य – भारतीय सेना की अद्वितीय वीरता को देखकर सबकी आँखें खुली की खुली रह गईं।

8. आँखें बिछाना – स्नेहपूर्वक स्वागत करना

   वाक्य – भारतीय टीम के विश्व कप जीतने पर समस्त भारतवासी उनके लिए आँखें बिछाए खड़े थे।

9. आँखें टेढ़ी करना – नाराज़ होना

वाक्य – छात्र कक्षा में बहुत कोलाहल कर रहे थे। शिक्षिका के आँख टेढ़ी करते ही कक्षा में शांति छा गई।

10. आँखें दिखाना – धमकाना/क्रोध करना

वाक्य – रमोला बहुत ही सीधी लड़की है। इस कारण हर कोई उसे आँखें ही दिखाता रहता है।

11. आँखों पर परदा पड़ना – मोह के कारण सच्चाई नज़र न आना

वाक्य – रमा को अपने पुत्र की गलतियाँ नज़र ही नहीं आती हैं। लगता है, उसकी आँखों पर परदा पड़ा हुआ है।

12. आँखें बंद करके काम करना – बिना सोचे–विचारे काम करना

वाक्य – सोना कोई भी कार्य सही तरीके से नहीं करती है। ऐसा लगता है, वह आँखें बंद करके काम करती है।

13. आँखें बरसना – आँखों से निरंतर आँसू बहना

वाक्य – वर्षों बाद प्रिय मित्र को देखते ही रमेश की आँखें बरसने लगीं।

14. आँखों में रात काटना – नींद न आना

वाक्य – मित्र के धोखे के कारण सीमा तनाव में थी। इस कारण उसने पूरी रात आँखों में ही काट दी।

15. आँखें खुलना – गुप्त बात का पता चलना

वाक्य – मित्र की कुटिलता को जानकर कनिका की आँखें खुल गईं।

16. आँखें पथरा जाना – राह देखते–देखते बहुत थक जाना

वाक्य – बेटे को विद्यालय से आने में देरी हो गई थी। उसकी प्रतीक्षा करते–करते सेजल की आँखें पथरा गईं।

- पति किसी काम से दिल्ली गए थे। उनकी प्रतीक्षा करते–करते पत्नी की आँखें पथरा गईं।

17. आँखों से गिरना – इज़्ज़त खत्म होना

वाक्य – समीर की असलियत सबके सामने खुल गई है। इस कारण वह सबकी आँखों से गिर गया है।

18. आँखों में धूल झोंकना – धोखा देना

वाक्य – शत्रुओं की आँखों में धूल झोंककर सैनिक खेमे से बाहर निकल गए।

- पुलिस की आँखों में धूल झोंककर चोरों ने हीरे का हार चुरा लिया।

19. आँख न मिलाना – सामना न करना

वाक्य – कमल के पिता जी बहुत कड़क हैं इस कारण वह उनसे आँख नहीं मिला पाता है।

20. आँखें बदल जाना – स्नेहपूर्ण व्यवहार न रहना

वाक्य – समृद्ध होते ही कोमल की आँखें बदल गईं है। अब वह किसी से ढंग से बात ही नहीं करती है।

21. आँखों पर बिठाना – अत्यधिक आदर–सत्कार करना

वाक्य – दामाद के ससुराल आने पर सब उसे आँखों पर बिठाते हैं।

22. आँखों से आग बरसना – अत्यधिक क्रोधित होना

वाक्य – पुत्र के अनुत्तीर्ण होने पर पिता जी की आँखों से आग बरसने लगी।

23. आँखें बंद होना – मृत्यु होना

वाक्य – मेरे दादा जी बहुत समय से बीमार थे। लंबी बीमारी के बाद उनकी आँखें बंद हो गईं।

24. आँखों में खटकना – बुरा लगना

वाक्य – मंजुला की अत्यधिक समृद्धि पड़ोसियों की आँखों में सर्वदा खटकती ही रहती है।

25. एक आँख से देखना – सबको एक–सा समझना

वाक्य – हमारे शिक्षक सब छात्रों को एक आँख से देखते हैं।

कान से संबंधित मुहावरे

1. कान खोलकर सुनना – ध्यानपूर्वक सुनना

   वाक्य – हमें बड़े–बुजुर्गों की बातें कान खोलकर सुननी चाहिए।

2. कान का कच्चा – बिना सोचे–समझे किसी की बात पर विश्वास कर लेना

   वाक्य – उमेश कान का कच्चा है। इस कारण कोई भी उसके सामने राज़ की बात नहीं करता है।

3. कान भरना – पीठ पीछे बुराई करना

   वाक्य – रीमा हर किसी के कान भरती रहती है। यह अच्छी बात नहीं है।

4. कानों पर जूँ न रेंगना – बिलकुल भी ध्यान न देना

   वाक्य – दादी ने रेखा को अनेक बार बाज़ार जाकर सब्ज़ी लाने को कहा लेकिन उसके कानों पर जूँ तक न रेंगी।

5. कान कतरना – बहुत चालाक होना

   वाक्य – मेरा छोटा भाई कोमल अपनी बातों से बड़े–बड़ों के कान कतर देता है।

6. कानों कान खबर न होना – किसी को पता न चलना

   वाक्य – हमारे पड़ोसी के रातों–रात अपना मकान छोड़कर चले जाने की किसी को भी कानों कान खबर नहीं हुई।

7. कान में डाल देना – किसी को कोई जानकारी देना

   वाक्य – हमारी सरकार हरेक महत्त्वपूर्ण जानकारी देशवासियों के कान में डाल देती हैं।

8. कान में तेल डालकर बैठना – किसी की बात पर ध्यान न देना

वाक्य – सोनाक्षी माँ की किसी भी बात पर ध्यान नहीं देती है। ऐसा लगता है, वह कानों में तेल डालकर बैठी है।

9. कान खड़े होना – सचेत या चौकन्ना हो जाना

वाक्य – रात्रि में कमरे से बाहर आहट होने पर मेरे कान खड़े हो गए।

10. कान देना – दूसरों की बातें ध्यान से सुनना

वाक्य – कई लोग हमेशा दूसरों की बातों पर कान देते रहते हैं। यह अच्छी आदत नहीं है।

11. कान बजना – चौकन्ना होना

वाक्य – रमाकांत जी की नींद बहुत कच्ची है। ज़रा–सी आहट पर ही उनके कान बज उठते हैं।

12. कान के परदे फाड़ना – बहुत ज़ोर से चिल्लाना/शोर मचाना

वाक्य – रीना की ज़ोर–ज़ोर से बोलने की आदत है। उसकी आवाज़ सुनकर लगता है, मानो कानों के परदे ही फट जाएँगें।

13. कानों में खटकना – अच्छा न लगना

वाक्य – स्नेहा के मधुर व्यवहार की सब तारीफ करते हैं, इस कारण वह हमेशा ही वंदिता के कानों में खटकती रहती है।

14. कान पकड़ना – गलती मानकर कोई काम न करने का प्रण लेना

वाक्य – पिता जी की बात न मानने के कारण कनिका मुसीबत में पड़ गई। उसने कान पकड़े, आगे से वह ऐसा नहीं करेगी।

- परीक्षा में कम अंक आने पर संजना ने माता–पिता के आगे कान पकड़े कि आज के बाद वह कभी भी समय व्यर्थ नहीं करेगी।

15. कान में बात कहना – बहुत धीरे–धीरे बात करना

वाक्य – कोमल इतना धीरे–धीरे बात करती है, मानो कान में बात कर रही हो।

16. कानों को हाथ लगाना – तौबा करना

वाक्य – कानों को हाथ लगाकर सुधा ने माँ से कहा, आगे से वह कभी भी पढ़ाई से जी नहीं चुराएगी।

17. कान पर रखना – याद रखना

वाक्य – कृपाशंकर का पुत्र रंजीत शिक्षक की बात को सर्वदा ही अपने कान पर रखता है।

18. कानों में रस घोलना – बहुत मीठा बोलना

वाक्य – अंकिता की मधुर वाणी सुनकर ऐसा लगता है, मानो कानों में रस घुल गया हो।

19. कान पकना – किसी की बातें बार–बार सुनकर उकता जाना

वाक्य – ललिता हर बात को बार–बार दोहराती रहती है। इसी कारण उसकी बातें सुनकर हरेक के कान पक जाते हैं।

- सोना की एक ही बात को बार–बार सुनकर सबके कान पक गए हैं।

20. एक कान से सुनकर दूसरे से निकाल देना – अनसुना करना

वाक्य – काजल किसी की भी बात ध्यान से नहीं सुनती है। वह बात को एक कान से सुनकर दूसरे से निकाल देती है।

21. कान खुजाने की फुरसत न होना – बहुत व्यस्त होना

वाक्य – ललिता हर समय कुछ–न–कुछ काम करती रहती है। उसे कान खुजाने की भी फुरसत नहीं है।

22. कानाफूसी करना – कान में धीरे से किसी की बुराई करना

वाक्य – कृतिका की कानाफूसी करने की आदत के कारण कोई भी उससे बात करना पसंद नहीं करता है।

23. कान गरम करना – सजा देना

वाक्य – मीनू बहुत नटखट है। उसकी शरारतों से तंग आकर पिता जी ने उसके कान गरम कर दिए।

24. कान खाना – अत्यधिक शोर करके परेशान करना

वाक्य – छुट्‌टी होने के कारण बच्चे सुबह से ही सबके कान खा रहे थे।

25. कान उमेठना – सज़ा देना

वाक्य – कई दिनों तक पाठ याद न करके लाने पर शिक्षक ने राहुल के कान उमेठ दिए।

नाक से संबंधित मुहावरे

1. नाक में दम करना – बहुत परेशान करना

   वाक्य – मेरे घर में सारा दिन चूहे धमाचौकड़ी मचाते रहते हैं। उन्होंने सबकी नाक में दम किया हुआ है।

   - सुरेश ने अपनी करतूतों से पूरे ग्रामवासियों की नाक में दम किया हुआ है।

2. नाक घिसना – प्रार्थना करना/गिड़गिड़ाना

   वाक्य – नौकरी के लिए शंभू ने सबके सामने नाक घिसी लेकिन कोई फायदा नहीं हुआ।

3. नाक में नकेल पड़ना – ज़िम्मेदारी आना

   वाक्य – शिक्षा पूर्ण होते ही समीर की नाक में नकेल आ पड़ी है।

4. नाक – भौं सिकोड़ना – घृणा/नफरत करना

   वाक्य – बहुत समृद्ध होने के कारण मिस्टर गोयल गरीबों को देखते ही नाक–भौं सिकोड़ने लगते हैं।

5. नाकों चने चबवाना – तंग करना

   वाक्य – भारतीय सेना के आगे अंग्रेजों की एक न चली। उन्होंने अंग्रेजों को नाकों चने चबवा दिए।

6. नाक ऊँची होना – इज्जत बढ़ना

   वाक्य – कमल का नाम भारत रत्न के लिए नामित किया गया है। उसने अपने परिवार की नाक ऊँची कर दी है।

7. नाक का बाल होना – बहुत प्यारा होना

   वाक्य – शशिकांत के बच्चे उनकी नाक का बाल हैं।

8. **नाक पर मक्खी न बैठने देना** – अत्यंत सावधान होना

वाक्य – रमेश अत्यंत होशियार है। वह अपनी नाक पर मक्खी भी नहीं बैठने देता है।

9. **नाक चढ़ना** – बहुत गुस्सा होना

वाक्य – सुरभि से कोई भी बात करना पसंद नहीं करता क्योंकि छोटी–छोटी बातों पर ही उसकी नाक चढ़ जाती है।

10. **नाक काट देना** – इज़्जत नष्ट कर देना

वाक्य – सुबोध ने अपने कुकर्मो के कारण माता–पिता की नाक काट दी है।

11. **नाक तक खाना** – बहुत ज्यादा खाना

वाक्य – दावत में अधिकतर लोगों की नाक तक खाने की आदत होती है।

12. **नाक के नीचे रहना** – बहुत समीप होना

वाक्य – मिस्टर गोयल का घर पुलिस स्टेशन के समीप है। उनके घर चोरी की बात सुनकर लोगों को हैरानी हुई कि चोरी पुलिस की नाक के नीचे हुई।

13. **नाक – चोटी काटकर हाथ में देना** – बुरी हालत करना

वाक्य – राहुल एक देशभक्त है। उसने दुश्मन की नाक–चोटी काटकर हाथ में दे दी।

14. **नाक – कान काटना** – बहुत अधिक अपमान करना

वाक्य – समीर एक गरीब घर का लड़का है। रमेश ने भरी सभा में उसके नाक–कान काट लिए।

15. **नाक पर गुस्सा रहना** – छोटी–छोटी बातों पर गुस्सा हो जाना

वाक्य – रीमा का गुस्सा हमेशा ही नाक पर रहता है। इस कारण कोई भी उससे बात करने से बचता है।

16. **नाक में दम होना** – बहुत अधिक परेशान होना

वाक्य – अपने बेटे की फिजूलखर्ची की आदत के कारण मेरी नाक में दम हो गया है।

17. नाक लगाकर बैठना – अपने आपको सम्मानित समझकर अलग बैठना

वाक्य – शादी–ब्याह के अवसरों पर सीमा नाक लगाकर बैठती है।

18. नाक रखना – इज्जत रख लेना

वाक्य – ओलंपिक में पी.वी. सिंधु ने भारतवासियों की नाक रख ली।

19. नाक में नकेल डालना – वश में करना

वाक्य – बलवान व्यक्ति कमज़ोर की नाक में नकेल डालकर रखते हैं।

20. नाक पर सुपारी तोड़ना – बहुत तंग करना

वाक्य – प्रेम बहुत शरारती है। वह सारा दिन दादा–दादी की नाक पर सुपारी तोड़ता रहता है।

21. नाक रगड़ना – बहुत खुशामद/विनती करना

वाक्य – नौकरी के लिए कइयों के आगे नाक रगड़ने के बाद रामू को एक छोटी–सी नौकरी मिली।

22. नाक सिकोड़ना – अप्रसन्नता व्यक्त करना

वाक्य – राजीव किसी भी चीज़ से प्रसन्न नहीं रहता है। उसे नाक सिकोड़ने की आदत है।

23. नाक फटने लगना – बहुत बदबू आना

वाक्य – मित्र के घर के पास कूड़े का ढेर लगा था। उसे देखते ही महेश की नाक फटने लगी।

24. नाक पकड़कर घुमाना – इच्छानुसार काम करवाना

वाक्य – मिस्टर शर्मा बहुत जिद्दी हैं। उनकी नाक पकड़कर घुमाने की आदत है।

25. नाक घुसाना – दूसरों के काम में दखल देना

वाक्य – रीमा की नाक घुसाने की आदत के कारण कोई भी उससे मित्रता नहीं करना चाहता है।

मुँह से संबंधित मुहावरे

1. मुँह फुलाना – गुस्सा होना

   वाक्य – छोटे बच्चे ज़रा–ज़रा सी बात पर मुँह फुला लेते हैं।

2. मुँह की खाना – बुरी तरह से हारना

   वाक्य – भारतीय सेना के आगे अंग्रेज़ टिक नहीं सके। उन्हें मुँह की खानी पड़ी।

3. मुँह लटकाना – उदास होना

   वाक्य – पिता जी द्वारा साइकिल न लेकर देने पर रीना ने मुँह लटका लिया।

   - प्रतियागिता परीक्षा में असफल होने के कारण मानसी ने अपना मुँह लटका लिया।

4. मुँह में पानी भर आना – ललचाना

   वाक्य – कमल को गोलगप्पे बहुत पसंद हैं। इस कारण बाज़ार में गोलगप्पे देखते ही उसके मुँह में पानी भर आया।

5. मुँह तोड़ जवाब देना – कड़ा उत्तर देना

   वाक्य – समीर ने अपने विनम्र व्यवहार से मनोज को मुँह तोड़ जवाब दे दिया।

6. मुँह छिपाना – सामना करने से हिचकिचाना

   वाक्य – अपनी काली करतूतें उजागर होने से मीनल सबसे मुँह छिपाती फिर रही है।

7. मुँह से फूल झड़ना – बहुत मीठा बोलना

   वाक्य – मीना बोलती है तो ऐसा लगता है, उसके मुँह से फूल झड़ रहे हैं।

8. मुँह खिल उठना – खुश होना

   वाक्य – मैच में जीत हासिल करने के बाद खिलाड़ियों के मुँह खिल उठे।

9. मुँह खुलवाना – सच्ची बात निकलवाना

वाक्य – चोर से मुँह खुलवाने के लिए पुलिस को ज़्यादा मशक्कत नहीं करनी पड़ी।

10. मुँह ताकना – दूसरों पर आश्रित होना

वाक्य – निशा को जब भी किसी तरह की सहायता की जरूरत होती है। वह मेरा मुँह ताकने लगती है।

11. मुँह बंद रखना – चुप रहना

वाक्य – पति की करतूतों को जानकर भी रानी अपना मुँह बंद रखती है।

12. मुँह के बल गिरना – धोखा खाना

वाक्य – भाई की अच्छी सलाह को न मानने के कारण जीत को व्यापार में बहुत घाटा हुआ। इसी कारण वह मुँह के बल जा गिरा।

13. मुँह की बात छीनना – किसी के द्वारा कही जानेवाली बात दूसरे द्वारा कही जाना

वाक्य – रमा की बहुत बुरी आदत है, वह हमेशा ही दूसरों के मुँह की बात छीन लेती है।

14. मुँह चलना – हमेशा कुछ न कुछ खाते रहना

वाक्य – करीना का मुँह हमेशा चलता ही रहता है। इस कारण उसकी सेहत बिगड़ रही है।

15. मुँह में लगाम न होना – बिना सोचे–समझे बोलना

वाक्य – रीना के मुँह में लगाम नहीं है। इस कारण उसका कोई भी मित्र नहीं है।

16. अपने मुँह मियाँ मिट्ठू बनना – अपनी प्रशंसा स्वयं करना

वाक्य – संजय एक अच्छे पद पर है। उसकी अपने मुँह मियाँ मिट्ठू बनने की आदत है।

17. मुँह सिलना – चुप रहना

वाक्य – बच्चे समय व्यतीत करने के लिए गप्पें मार रहे थे। पिताजी को देखते ही उनका मुँह सिल गया।

18. मुँह पर थूकना – भला–बुरा कहना

वाक्य – मीना की चोरी सबके सामने पकड़ी गई। सब बच्चे उसके मुँह पर थूकने लगे।

19. मुँह लाल होना – बहुत गुस्सा होना

वाक्य – शिक्षक से बेटे की करतूत जानकर माँ का मुँह लाल हो गया।

20. मुँह फेर लेना – उपेक्षा /तिरस्कार करना

वाक्य – व्यापार में अत्यधिक नुकसान हो जाने के कारण सोहन की हालत बहुत खराब हो गई। इस कारण रोहन ने उससे मुँह फेर लिया।

21. मुँह फैलाना – लालच करना

वाक्य – लड़केवालों ने लड़कीवालों के सामने अपना बड़ा–सा मुँह फैला दिया। इस कारण लड़कीवालों ने उनसे रिश्ता तोड़ दिया।

22. सीधे मुँह बात न करना – ठीक से बात न करना

वाक्य – मंजु को अपनी अपार धन–दौलत पर घमंड है। इस कारण वह निर्धनों से सीधे मुँह बात नहीं करती है।

23. मोतियों से मुँह बंद कर देना – बहुत सारा धन देना

वाक्य – सेवक ने मालिक की बीमारी में बहुत सेवा की। प्रसन्न होकर मालकिन ने मोतियों से उसका मुँह भर दिया।

24. मुँह की मक्खी न उड़ा पाना – बहुत कमजोर हो जाना

वाक्य – बीमारी के कारण मोहन की ऐसी हालत हो गई है कि वह मुँह की मक्खी तक नहीं उड़ा पाता है।

25. मुँह पकड़ना – किसी को भी बोलने न देना

वाक्य – मंजु किसी को भी बोलने नहीं देती है। वह छोटे–बड़े किसी का भी मुँह पकड़ लेती है।

सिर से संबंधित मुहावरे

1. सिर उठाना – विरोध व्यक्त करना

   वाक्य – ज़मींदारी प्रथा में ज़मींदार के खिलाफ सिर उठाने वाले को कुचल दिया जाता था।

2. सिर खाना – परेशान करना

   वाक्य – विद्यालय में अवकाश होने के कारण बच्चे सुबह से ही माँ का सिर खा रहे थे।

3. सिर पर कफन बाँधना – मरने के लिए तैयार होना

   वाक्य – सैनिक देश की रक्षा के लिए सदैव सिर पर कफन बाँधकर तैयार रहते हैं।

4. सिर मुड़ाते ही ओले पड़ना – कार्य आरंभ करते ही मुश्किल आ जाना

   वाक्य – कंवलजीत ने मित्रों के साथ हिमाचल में नई कंपनी शुरू की। शुरूआत में ही उसे बहुत घाटा हो गया। अर्थात–सिर मुड़ाते ही ओले पड़ गए।

5. सिर का पसीना पाँव तक आना – बहुत ज़्यादा मेहनत करना

   वाक्य – सुबह से काम करते–करते विजय के सिर का पसीना पाँव तक आ गया था।

6. सिर ओखली में देना – जान–बूझकर संकट मोल ले लेना

   वाक्य – मनोज बहुत ही दयालु स्वभाव का है। वह किसी के लिए भी अपना सिर ओखली में देने को तैयार रहता है।

7. सिर छिपाना – आसरा खोजना

   वाक्य – मकान मालिक द्वारा मकान खाली करने की सूचना देने के कारण श्यामला सिर छिपाने की जगह खोज रही है।

8. सिर पर भूत सवार होना – कोई कार्य करने के लिए व्याकुल होना

वाक्य – रीता किताबी कीड़ा है। उसके सिर पर हमेशा पढ़ने का भूत ही सवार रहता है।

9. सिर पर सवार रहना – हर समय उपस्थित रहना

वाक्य – पूरा ऑफिस बॉस से परेशान है क्योंकि वह हमेशा ही सबके सिर पर सवार रहता है।

10. सिर धड़ से अलग कर देना – मार देना

वाक्य – युद्ध में सैनिक ने दुश्मन का सिर धड़ से अलग कर दिया।

11. सिर उठाकर जीना – आदर–सम्मान से जीना

वाक्य – वर्मा जी बहुत ही सज्जन व्यक्ति हैं। वे आजीवन सिर उठाकर जीए।

12. सिर धुनना – पश्चात्ताप/दुख करना

वाक्य – ओलों के कारण सारी फसल बरबाद होने के कारण किसान सिर धुनते रह गए।

13. सिर पर आसमान टूटना – बहुत बड़ा संकट आना

वाक्य – बीमारी के कारण शशांक की नौकरी चली जाने के कारण उसके परिवार के सिर पर आसमान ही टूट पड़ा।

14. सिर झुकाना – हार मान लेना

वाक्य – राखी माता–पिता की लाड़ली है। उसकी मनन से शादी करने की ज़िद के आगे उन्होंने सिर झुका लिया।

15. सिर पर पाँव रखकर भागना – घबराकर तेज़ी से भाग जाना

वाक्य – पुस्तकालय में कुछ बच्चे शोर कर रहे थे। प्रधानाचार्या को देखते ही सब सिर पर पाँव रखकर भाग गए।

16. अपना सिर पीटना – अपनी किस्मत को भला–बुरा कहना

वाक्य – बहुत प्रयत्न करने पर भी जब आकाश को अच्छी नौकरी नहीं मिली तो वह अपना सिर पीटने लगा।

17. सिर से बोझ उतरना – ज़िम्मेदारी से मुक्त होना

वाक्य – सभी बेटियों की अच्छे घर में शादी हो जाने से मेरे सिर से बहुत बड़ा बोझ उतर गया है।

18. सिर उठाने की फुरसत न होना – कार्य की अधिकता से अवकाश न मिलना

वाक्य – शांता बाई के काम छोड़ देने के कारण सोमा को आजकल सिर उठाने की भी फुरसत नहीं है।

19. सिर चढ़ाना – अत्यधिक महत्त्व देना

वाक्य – रमाकांत जी ने अपने बेटे को सिर पर चढ़ाया हुआ है। इस कारण वह किसी का भी निरादर कर देता है।

20. सिर आँखों पर बिठाना – अत्यधिक आदर–सत्कार करना

वाक्य – दामाद के आने पर सबने उसे सिर–आँखों पर बिठा लिया।

21. सिरदर्द बनना – मुसीबत बनना

वाक्य – अपनी शैतानियों के कारण मनीषा सभी शिक्षिकाओं के लिए सिरदर्द बनी हुई है।

22. सिर नीचा होना – लज्जित होना

वाक्य – राजन रंगे हाथों चोरी करते पकड़ा गया। यह जानकर पिता का सिर नीचा हो गया।

23. सिर हथेली पर रखना – मरने की चिंता न करना

वाक्य – श्यामा एक फौजी है। वह सिर हथेली पर रखकर देश की सेवा करती है।

24. सिर खुजलाना – बहाना बनाना

वाक्य – खेल–कूद में व्यर्थ समय व्यतीत करने के कारण रमोला ने पाठ याद नहीं किया। इसी कारण शिक्षक के पूछने पर वह अपना सिर खुजलाने लगी।

25. सिर का एक बाल भी न छोड़ना – सब कुछ छीन लेना

वाक्य – रंजन ने अपने मित्र के सिर का एक बाल भी नहीं छोड़ा।

26. सिर खपाना – बहुत माथापच्ची करना

वाक्य – बहुत देर तक सिर खपाने के बावजूद कंगना गणित का सवाल हल नहीं कर पाई।

27. सिर घूमना – चक्कर आना

वाक्य – सुबह से ही काम की अधिकता के कारण रमन को खाना खाने की फुरसत भी नहीं मिली। इस कारण शाम होते ही उसका सिर घूमने लगा।

28. सिर हिलाना – मना कर देना

वाक्य – रीमा बहुत स्वार्थी है। वह किसी की भी मदद नहीं करती है। सिर हिलाकर अपनी विवशता प्रकट कर देती है।

पेट से संबंधित मुहावरे

1. पेट पालना –पालन–पोषण करना

   वाक्य – रामू सब्ज़ी–फल बेचकर अपना और अपने परिवार का पेट पालता है।

2. पेट में घुसना – रहस्य की बात जान लेना

   वाक्य – मेरी पड़ोसन श्यामा को दूसरों के पेट में घुसने की बुरी आदत है। इस कारण कोई भी उससे बात नहीं करना चाहता।

3. पेट में पाँव होना – बहुत कपटी होना

   वाक्य – माँ ने पुत्र को समीर के साथ व्यापार करने के लिए मना किया क्योंकि सारा गाँव जानता है, उसके पेट में पाँव है।

4. पेट में पानी न पचना – कोई भी बात अपने तक न रख पाना

   वाक्य – बीना कोई भी बात किसी को भी कह देती है। उसके पेट में पानी नहीं पचता है।

5. पेट में चूहे कूदना – बहुत अधिक भूख लगना

   वाक्य – व्रत होने के कारण जाह्नवी ने सुबह से कुछ भी नहीं खाया था, इसी कारण शाम होते ही उसके पेट में चूहे कूदने लगे।

6. पेट के लाले पड़ना – जीविका की व्यवस्था न हो पाना

   वाक्य – देश की हालात ठीक न होने के कारण सीता को पेट के लाले पड़े हुए हैं।

   - बहुत प्रयास करने के बाद भी नौकरी न मिलने के कारण जीतेंद्र को पेट के लाले पड़े हुए हैं।

7. पेट की आग बुझाना – अपनी भूख को मिटाना

वाक्य – गरीबों को पेट की आग बुझाने के लिए तरह–तरह के काम करने पड़ते हैं।

- पेट की आग बुझाने के बाद राजीव फिर से काम पर लग गया।

8. पेट में दाढ़ी होना – छोटी सी उम्र से ही बहुत चालाक होना

वाक्य – आजकल के बच्चों की कलाकारी देखकर लगता है, बचपन से ही उनके पेट में दाढ़ी होती है।

9. पेट में बात न पचा पाना – सुनी गई बात को मन में न रख पाना

वाक्य – राजू पेट में किसी भी बात को नहीं पचा पाता है। इस कारण लोग उससे काम की ही बात करते हैं।

10. पेट पर लात मारना – किसी का रोजगार छीन लेना

वाक्य – राजीव को बहुत कठिनाई से नौकरी मिली थी लेकिन सोहन ने उसके पेट पर लात मार दी।

11. पेट और पीठ एक हो जाना – भूख के कारण बहुत दुबला होना

वाक्य – खाने–पीने का ध्यान न रखने के कारण श्याम का पेट और पीठ एक हो गए हैं।

12. पेट में आँत और मुख में दाँत न होना – बहुत बूढ़ा हो जाना

वाक्य – पेट में आँत और मुख में दाँत न होने के बावजूद राजन खाने–पीने का बहुत शौकीन है।

13. पेट में बल पड़ना – बहुत हँसने के कारण पेट में दर्द होना

वाक्य – काका हाथरसी की कविताएँ सुनकर मेरे पेट में बल पड़ गए।

14. पेट पर पट्टी बाँधना – भूखा रहना

वाक्य – घर में खाने को कुछ भी न होने के कारण लीना को पेट पर पट्टी बाँधकर कार्य करना पड़ रहा है।

15. पेट में रखना – बात अपने तक रखना

वाक्य – हमें अपने घर की बातें किसी को नहीं बतानी चाहिए। पेट में रखनी चाहिए।

16. पेट काटना – कम खाकर बचाना

वाक्य – माता–पिता अपने बच्चों के अच्छे भविष्य की खातिर उन्हें पेट काट–काटकर पढ़ाते हैं।

17. पेट के लिए दौड़ना – आजीविका के लिए मेहनत करना

वाक्य – गरीब लोग मौसम की परवाह किए बिना पेट के लिए दौड़ते ही रहते हैं।

18. पेट फाड़कर खाना – अधिक खाना

वाक्य – सोना की सदैव ही पेट फाड़कर खाने की आदत है। इस कारण उसकी सेहत सही नहीं रहती है।

19. दाई से पेट छिपाना–जाननेवाले से बात छिपाना

वाक्य – राज अपनी तरक्की की बात अपने बड़े भाई से छिपा रहा है। भला दाई से भी कोई पेट छिपा सकता है।

20. पेट का हलका होना – राज़ की बात अपने तक न रख पाना

वाक्य – सुरेंद्र पेट का हलका है। इसी कारण विजेंद्र उससे काम की बातें ही करता है।

21. पेट में खलबली मचना – किसी बात को कहने के लिए व्याकुल होना

वाक्य – माधुरी जब तक विद्यालय की सारी बातें माँ को नहीं बता देती है, तब तक उसके पेट में खलबली मची रहती है।

22. पेट की फ्रिक न करना – रोज़गार की चिंता न करना

वाक्य – रीना के पिताजी सारा दिन फालतू में इधर–उधर घूमते रहते हैं। लगता है, उनको पेट की कोई फ्रिक ही नहीं है।

23. पेट पकड़े फिरना – भूख से व्याकुल होकर घूमना

वाक्य – दिनभर पेट पकड़कर घूमने के बावजूद उसे कुछ भी खाने को नहीं मिला।

24. पेट पतला होना – धन की कमी होना

वाक्य – इस महीने अत्यधिक खर्च के कारण मेरा पेट पतला हो गया है।

25. पेट मोटा होना – धनी होना

वाक्य – पेट मोटा होने के बावजूद हमें अपने संस्कार नहीं छोड़ने चाहिए।

पीठ से संबंधित मुहावरे

1. पीठ दिखाना – हार मानना

   वाक्य – भारतीय सेना के आगे शत्रु सेना टिक न सकी और पीठ दिखाकर भाग खड़ी हुई।

2. पीठ सीधी करना – आराम करना

   वाक्य – काम की अधिकता के कारण आज यश को पीठ सीधी करने का समय ही नहीं मिला।

3. पीठ थपथपाना – शाबाशी देना

   वाक्य – हरीश के सिविल परीक्षा में अव्वल आने पर परिवार में सबने उसकी पीठ थपथपाई।

4. पीठ पर छुरा मारना – धोखा देना

   वाक्य – आज के समय में सच्चा मित्र मिलना बहुत ही दुर्लभ है। अधिकतर लोग मित्र बनकर पीठ पर छुरा मार देते हैं।

5. पीठ की खाल उधेड़ना – कड़ी सज़ा देना

   वाक्य – शिक्षक ने पाठ याद न करके लाने पर छात्र की पीठ की खाल उधेड़ दी।

6. पीठ फेरना – विमुख होना/मुख मोड़ना

   वाक्य – विपत्ति आने पर हमें अपनों का साथ नहीं छोड़ना चाहिए। विपत्ति में पीठ फेरनेवाले अपने नहीं होते हैं।

7. पीठ लगाना – लेटकर आराम करना

   वाक्य – दोपहर होते–होते ही मुंशी ने थक जाने के कारण पीठ लगा ली है।

8. पीठ ठोकना – अच्छा काम करने पर प्रशंसा करना

वाक्य – रेखा द्वारा नदी में डूबते बच्चे को बचाने पर सबने उसकी पीठ ठोकी।

9. पीठ खाली होना – अनाथ होना

वाक्य – माता–पिता के देहांत होने से मीनू और लता की पीठ खाली हो गई है।

10. पीठ चारपाई से लगना – अस्वस्थ होने पर उठ न पाना

वाक्य – सेहत का ध्यान न रखने के कारण वृद्धावस्था में मेरे पड़ोसी गोयल साहब की पीठ चारपाई से लग गई है।

11. पीठ पर सवार होना – हर समय साथ उपस्थित रहना

वाक्य – रामू हर समय अपनी भाभी की पीठ पर सवार रहता है।

12. पीठ पीछे कहना – किसी की शिकायत करना

वाक्य – रमा की बिना कारण पीठ पीछे कुछ न कुछ कहने की आदत से सभी परेशान हैं।

13. पीठ तोड़ना – हिम्मत का टूट जाना

वाक्य – बेटे की लंबी बीमारी ने राजीव की पीठ तोड़ दी है।

14. पीठ बचाकर साथ देना – अपना नुकसान न होने की सीमा तक साथ देना

वाक्य – हमें किसी की भी मदद अपनी पीठ बचाकर करनी चाहिए।

15. पीठ पर होना – मददगार होना

वाक्य – मयंक की पीठ पर कोई नहीं है। फिर भी वह दिनोदिन कामयाबी के शिखर पर चढ़ता जा रहा है।

एड़ी और पैर/पाँव से संबंधित मुहावरे

1. एडियाँ घिसना – बहुत प्रयास करना

   वाक्य – अपने पोते का अच्छे विद्यालय में दाखिला करवाने के लिए दादा जी को एड़ियाँ घिसनी पड़ी।

2. एड़ी–चोटी का ज़ोर लगाना – अपनी ओर से पूरा ज़ोर लगाना

   वाक्य – बारहवीं की परीक्षा में अच्छे अंक प्राप्त करने के लिए छात्र एड़ी–चोटी का ज़ोर लगा देते हैं।

3. एड़ी से चोटी तक – नीचे से ऊपर तक

   वाक्य – एड़ी से चोटी तक खोजने पर भी मुझे सत्या में कोई बुराई नज़र नहीं आती। वह तो गुणों की खान है।

4. एड़ी चोटी तक पसीना एक करना – बहुत परिश्रम करना

   वाक्य – परिवार का पालन–पोषण करने के लिए सभी को एड़ी चोटी तक पसीना एक करना पड़ता है।

5. पैर के तलवे चाटना – खुशामद करना

   वाक्य – संजय अपना काम निकलवाने के लिए सबके पैरों के तलवे चाटता रहता है।

6. पैर ज़मीन पर न पड़ना – अत्यधिक प्रसन्न होना

   वाक्य – मिस्टर कोहली ने जबसे पुत्र के भारत रत्न पाने की खबर सुनी है, तबसे उनके पैर ज़मीन पर ही नहीं पड़ रहे हैं।

7. पैर रखने की जगह न होना – बहुत भीड़ होना

वाक्य – बस में पैर रखने की भी जगह न थी। इस कारण रीमा घबराहट के कारण पसीने–पसीने हो रही थी।

8. पैर पर पैर रखकर सोना – निश्चित होना

वाक्य – समस्त ज़िम्मेदारियों से मुक्त होने के पश्चात राजन पैर पर पैर रखकर सो रहा है।

9. पैर पकड़ना – क्षमा माँगना

वाक्य – अपनी नौकरी बचाने के लिए रामू ने मालिक के पैर पकड़ लिए।

10. अपने पैरों पर खड़े होना – आत्मनिर्भर होना

वाक्य – बीस वर्ष की अवस्था में ही मीना अपने पैरों पर खड़ी हो गई थी।

11. पैरों में चक्कर होना – हमेशा घूमते रहने की प्रवृत्ति होना

वाक्य – रीना दिनभर बेकार में घूमती रहती है। लगता है, उसके पैरों में चक्कर है।

12. एक पैर पर खड़े रहना – कार्य करने के लिए सदैव तत्पर रहना

वाक्य – सायरा बहुत मेहनती है। इस कारण वह ऑफिस में सदैव एक पैर पर खड़ी रहती है।

13. अपने पैरों पर कुल्हाड़ी मारना – जान–बूझकर स्वयं को संकट में डालना

वाक्य – बिना सोचे–समझे क्रोध में नौकरी छोड़कर राहुल ने अपने पैरों पर कुल्हाड़ी मार ली है।

14. फूँक–फूँककर पैर रखना – बहुत सोच–समझकर काम करना

वाक्य – व्यापार में नुकसान होने के बाद से अभय फूँक–फूँककर पैर रख रहा है।

15. दो नावों पर पैर रखना – दो विरोधी कार्य एक साथ करना

वाक्य – आजकल सफलता प्राप्त करने के लिए लोग दो नावों पर पैर रखते हैं, यह उचित नहीं है।

16. पाँव तले से ज़मीन खिसकना – अत्यधिक घबरा जाना

वाक्य – भाई के रिश्वत लेने के आरोप में पकड़े जाने की सूचना पाकर मिस्टर शर्मा के पाँव तले से ज़मीन खिसक गई।

17. पैरों पर लोटना – चापलूसी करना

वाक्य – अपने मित्र समीर के वकील बनते ही रंजीत अपना काम निकलवाने के लिए उसके पैरों पर लोट गया।

18. फटे में पैर देना – किसी के मामले में दखलदांजी करना

वाक्य – हर किसी के फटे में पैर देने की आदत के कारण समीरा कई बार मुसीबत में पड़ चुकी है।

19. पैर पसारना – आराम से लेटना

वाक्य – काम समाप्त करने के पश्चात रामा पैर पसारकर लेट गया।

20. अँगारों पर पैर रखना – बहुत जोखिम का कार्य करना

वाक्य – हमारी रक्षा के लिए सेना अँगारों पर पैर रखकर काम करती है।

21. चादर से बाहर पैर पसारना – आय से अधिक व्यय करना

वाक्य – हमें अपनी आर्थिक स्थिति के अनुसार ही व्यय करना चाहिए। चादर से बाहर पैर पसारने का प्रयास नहीं करना चाहिए।

22. पैर उखड़ना – पराजित होना

वाक्य – भारतीय सेना के आगे शत्रु सेना टिक न सकी। उनके पैर उखड़ गए।

23. पैर न टिकना – स्थायी रूप से कहीं भी न रह पाना

वाक्य – राधा बहुत ही घुमक्कड़ है। उसके पैर कहीं पर भी टिक ही नहीं पाते हैं।

24. पाँव धोकर पीना – बहुत आदर–सत्कार करना

वाक्य – हमारी संस्कृति में अतिथियों और सम्मानित जनों के पाँव धोकर पीने की परंपरा है।

25. कब्र में पैर लटके होना – मृत्यु के करीब होना

वाक्य – कब्र में पैर लटके होने के बावजूद सीमा जर्मन भाषा सीखना चाहती है।

26. पैर अड़ाना – रुकावट पैदा करना

वाक्य – राखी स्वयं तो कुछ नहीं करती है लेकिन दूसरों के काम में हमेशा ही पैर अड़ाती रहती है।

27. पैर मन – मनभर के हो जाना – दुख से पैरों में चलने की क्षमता न रह जाना

वाक्य – मालिक द्वारा बिना किसी कारण के नौकरी से निकाले जाने पर घर आते समय कविता के पैर मन–मनभर के हो गए थे।

28. पैर पत्थर के हो जाना – बहुत थक जाना

वाक्य – सुबह से काम के सिलसिले में चलते–चलते मेरे पैर पत्थर के हो गए हैं।

29. पैर रगड़ना – दौड़–धूप करना

वाक्य – कनक कई दिनों से बेटे का अच्छे स्कूल में दाखिला करवाने के लिए पैर रगड़ रही है।

30. पैरों चलना – पैदल चलना

वाक्य – हमें प्रतिदिन कम से कम पाँच मील पैरों चलना चाहिए। यह एक अच्छी आदत है।

दाँत से संबंधित मुहावरे

1. दाँत खट्टे करना – हरा देना

   वाक्य – भारतीय सेना ने अपनी अद्‌वितीय वीरता से शत्रुओं के दाँत खट्टे कर दिए।

2. दाँत काटी रोटी होना – गहरी मित्रता होना

   वाक्य – समीर और संजय में बचपन से ही दाँत काटी रोटी है।

3. दाँत चबाना – अत्यधिक क्रोध करना

   वाक्य – वसुधा के बिना कहे छुट्टी लेने पर मिसेज़ जैन दाँत चबाने लगी।

4. दाँतों से पकड़ना – कंजूसी करना

   वाक्य – एक–एक पैसे को दाँतों से पकड़ने की आदत के कारण मनोज कार्यालय पैदल ही जाता है।

   - मीनल बहुत कंजूस है। वह एक–एक पैसा दाँतों से पकड़ती है।

5. दाँत कुरेदने को तिनका तक न रहना – पास में कुछ भी न रहना

   वाक्य – व्यापार ठप्प हो जाने के कारण शर्मा जी के पास दाँत कुरेदने को तिनका तक न बचा।

6. दाँत तोड़ देना – असहनीय दंड देना

   वाक्य – नए इंस्पेक्टर ने आते ही शहर के आवारा बदमाशों के दाँत तोड़ दिए।

7. दाँतों तले अँगुली दबाना – हैरान रह जाना

   वाक्य – हिमालय की अद्‌वितीय प्राकृतिक सुंदरता को देखकर बच्चों ने दाँतों तले अँगुली दबा ली।

- सात साल के बच्चे की वीरता की कहानी को सुनकर शोभना ने दाँतों तले अँगुली दबा ली।

8. दाँत उखाड़ना – हरा देना

   वाक्य – रवि ने निश्चय किया है कि वह शत्रु सेना के दाँत उखाड़कर ही दम लेगा।

9. दाँत में जीभ– सा होना – हमेशा दुश्मनों के बीच रहना

   वाक्य – दुश्मन सेना के राज़ जानने के लिए गुप्तचर उनके साथ दाँतों में जीभ की तरह रहते हैं।

10. दूध के दाँत न टूटना – अनुभवहीन

    वाक्य – समीर के व्यापार करने की इच्छा जानकर दादी जी ने उससे कहा, तुम्हारी उम्र ही क्या है। अभी तो तुम्हारे दूध के दाँत भी नहीं टूटे हैं।

11. दाँत गिनना –उम्र पता करना

    वाक्य – नीना जब देखो सबके दाँत गिनती रहती है। यह अच्छी बात नहीं है।

12. दाँत गड़ाना – किसी चीज़ को पाने को अत्यंत लालायित होना

13. वाक्य – मीना ने अपनी मामी शोभना के पास जबसे नौलखा हार देखा है, वह उसपर दाँत गड़ाकर बैठी है।

14. दाँतों पर मैल तक न होना – अत्यंत गरीब होना

    वाक्य – माणिकचंद ने अपनी पुत्री की सगाई में मनोहर लाल को नहीं बुलाया क्योंकि उसके दाँतों पर मैल तक नहीं है।

15. दाँत से दाँत बजना – बहुत सरदी लगना

    वाक्य – शीत लहर के कारण गीता के दाँत से दाँत बज रहे हैं।

16. दाँत तालू में जमना – बुरे दिन आ जाना

    वाक्य – नौकरी चले जाने के कारण राजा के दाँत तालू में जम गए हैं।

17. दाँतों चढ़ना – दूसरे के वश में होना

वाक्य – कर्ज़ लेने के कारण हरिया सेठ के दाँतों चढ़ गया।

18. दाँत किरकिरे होना – हार मानना

वाक्य – विश्वकप में भारतीय टीम ने इंग्लैंड की टीम के दाँत किरकिरे कर दिए।

19. दाँत टूटना – वृद्धावस्था आना

वाक्य – घर में काम करने वाली सेविका से अब चुस्ती–फुरती से काम नहीं होता क्योंकि अब उनके दाँत टूटने लगे हैं।

20. दाँत खट्टे होना – हार जाना

वाक्य – 1971 में भारत – पाकिस्तान युद्ध में पाकिस्तान के दाँत खट्टे हो गए।

21. दाँत दिखाना – डराना

वाक्य – बलवान व्यक्ति निर्बल व्यक्ति को अपने दाँत दिखाकर काम निकलवा लेते हैं।

22. दाँत बजाना – लड़ाई करना

वाक्य – कंचन जब देखो बिना कारण अपने दाँत बजाती रहती है।

23. दाँतों से हाथ काटना – पश्चात्ताप करना

वाक्य – पढ़ाई न करने के कारण रवि छमाही परीक्षा में अनुत्तीर्ण हो गया। इस कारण वह दाँतों से हाथ काटने लगा।

हाथ से संबंधित मुहावरे

1. हाथ कटना – विवश हो जाना

   वाक्य – माता–पिता की असमय मृत्यु हो जाने से रंजीता के तो मानो हाथ ही कट गए हैं।

2. हाथ–पैर मारना – बहुत प्रयास करना

   वाक्य – पढ़ाई खत्म होते ही मीनू ने नौकरी के लिए हाथ–पैर मारने प्रारंभ कर दिए।

3. हाथ–पाँव फूलना – डर जाना

   वाक्य – अपने घर की छत पर बाघ को देखकर मिस्टर गुप्ता के हाथ–पाँव फूल गए।

4. हाथ बँटाना – मदद करना

   वाक्य – हमें घर के कामों में माता–पिता का हाथ बँटाना चाहिए।

5. हाथों की कठपुतली बनना – पूरी तरह से किसी के वश में होना

   वाक्य – माता–पिता की मृत्यु के कारण रीमा अनाथ हो गई है। इस कारण वह चाची के हाथों की कठपुतली बन गई है।

6. हाथों के तोते उड़ जाना – बहुत घबरा जाना

   वाक्य – घर के बाहर से अपनी कार के चोरी होने से मृणाल के हाथों के तोते ही उड़ गए।

7. हाथ–पैर बँधे होना – मजबूर होना

   वाक्य – मीता अपने बच्चों का दाखिला अच्छे विद्यालय में करवाना चाहती है लेकिन गरीबी के कारण उसके हाथ–पैर बँधे हुए हैं।

8. हाथ मलते रह जाना – पछताना

वाक्य – अपनी नासमझी के कारण हाथ आए सुअवसर को खो देने के कारण वीरा हाथ मलती रह गई।

9. हाथ पर हाथ धरकर बैठना – कुछ भी काम न करना

वाक्य – मीनाक्षी की हमेशा हाथ पर हाथ धरकर बैठे रहने की आदत के कारण उसे नौकरी से निकाल दिया गया।

10. हाथ फैलाना – मदद माँगना

वाक्य – आकांक्षा की हाथ फैलाने की आदत से सब परेशान हैं। इसी कारण हर कोई उससे दूर भागता है।

11. हाथ भर का कलेजा होना – बहुत प्रसन्न होना

वाक्य – राष्ट्रपति के हाथों पुरस्कार मिलने की खबर पाकर धनंजय की माँ का कलेजा हाथभर का हो गया।

12. हाथ तंग होना – आर्थिक स्थिति का ठीक न होना

वाक्य – बेटे के बीमार होने के कारण आजकल कमलनाथ जी का हाथ तंग है।

13. हाथ दबाकर खर्च करना – बचत से काम करना

वाक्य – घर का खर्च बढ़ जाने के कारण रमानाथ जी आजकल हाथ दबाकर खर्च करते हैं।

14. हाथ पीले कर देना – लड़की का विवाह कर देना

वाक्य – बेटी के इक्कीस वर्ष के होते ही पिता जी ने उसके हाथ पीले कर दिए।

15. हाथ को हाथ न सूझना – घना अंधकार होना

वाक्य – मूसलाधार बरखा के कारण अचानक विद्युत चली गई। इस कारण हाथ को हाथ नहीं सूझ रहा है।

16. दो – दो हाथ होना – लड़ाई होना

वाक्य – कमल और नीरज वैसे तो पक्के मित्र हैं लेकिन ज़रा–ज़रा सी बात पर उनमें दो–दो हाथ हो जाते हैं।

17. जान से हाथ धोना – मृत्यु को प्राप्त होना

वाक्य – आंतकवादियों से बच्चे को बचाते हुए नीला को जान से हाथ धोना पड़ा।

18. हाथों – हाथ लेना – बहुत आदर–सत्कार करना

वाक्य – ओलंपिक खेलों में पी.वी.सिंधु द्वारा रजत पदक जीतने पर उसे हाथों–हाथ लिया गया।

19. हाथ साफ करना – चोरी करना

वाक्य – अपनी हाथ साफ करने की बुरी आदत के कारण कालू आज जेल में है।

20. आड़े हाथों लेना – भला–बुरा सुनाना

वाक्य – सेवक द्वारा गलती से फूलदान टूट जाने पर मालिक ने उसे आड़े हाथों लिया।

21. हाथ उठाना – मारना

वाक्य – रमन के अनुत्तीर्ण होने पर पिताजी ने उस पर हाथ उठा दिया।

22. हाथ लगना – प्राप्त होना/मिलना

वाक्य – रश्मि एक बेसहारा लड़की है। अनायास ही उसके हाथ एक अच्छी नौकरी लग गई।

23. रँगे हाथों पकड़े जाना – बुरा काम करते हुए पकड़ लेना

वाक्य – परीक्षा में नकल करते हुए रीना रँगे हाथों पकड़ी गई।

24. हाथ बढ़ाना – सहायता करना

वाक्य – नवनीत ने कक्षा में आए नए छात्र की ओर हाथ बढ़ाया।

- विभा ने विपुल की बुरी आर्थिक स्थिति देखकर उसकी ओर हाथ बढ़ाया।

25. हाथ–पाँव ठंडे होना – मृत्यु का समय समीप होना

वाक्य – रमन की दादी के हाथ–पाँव ठंडे होते देख पिता जी ने उनके मुख में गंगा जल डाल दिया।

26. हाथ–पैर ढीले पड़ जाना – कमजोरी के कारण कुछ काम न करते होना

वाक्य– लंबी बीमारी के कारण मेरे पिताजी के हाथ–पैर ढीले पड़ गए हैं।

27. हाथ लाल करना – अपकीर्ति मोल लेना

वाक्य – मित्र को बचाने के लिए विमल ने अपने हाथ लाल कर लिए।

28. दाहिना हाथ होना – अत्यंत विश्वसनीय होना

वाक्य – विश्वास के बहुत ही ईमानदार और परिश्रमी होने के कारण उसके मालिक उसको अपना दाहिना हाथ मानते हैं।

29. खाली हाथ लौटना – असफल होकर वापस आना

वाक्य – रीना ने मित्र के साथ साझेदारी में व्यापार प्रारंभ किया लेकिन उसे खाली हाथ ही लौटना पड़ा।

30. हाथ–पैर जोड़ना – विनती करना

वाक्य – संयुक्ता ने अपनी गलती के लिए दादा जी के आगे हाथ जोड़कर क्षमा माँगी।

अँगूठे और अँगुली से संबंधित मुहावरे

1. अँगूठा दिखाना – कोई कार्य करने से मना कर देना

   वाक्य – गौरव ने आर्थिक स्थिति खराब होने पर राहुल से मदद माँगी लेकिन उसने अँगूठा दिखा दिया।

2. अँगूठा चूमना – चापलूसी करना

   वाक्य – रजत की अपना कार्य निकलवाने के लिए सबका अँगूठा चूमने की आदत है।

3. अँगूठा छाप होना – अनपढ़ होना

   वाक्य – अँगूठा छाप होने के बावजूद निर्मल का हिसाब–किताब बहुत अच्छा है।

4. अँगूठा चूसना – बच्चों जैसी हरकतें करना

   वाक्य – रीमा यद्यपि नौकरी करती है लेकिन उसकी अँगूठा चूसने की आदत अभी तक नहीं गई है।

5. अँगूठे पर मारना – परवाह न करना

   वाक्य – स्वस्थ आलोचना न करनेवाले लोग निम्न प्रकृति के होते हैं। उन्हें मणि अँगूठे पर मारती है।

6. अँगूठा नचाना – चिढ़ाना

   वाक्य – रंजीता को बड़े–छोटे का कोई लिहाज नहीं है। वह हरेक को अपने अँगूठे पर नचा देती है।

7. अँगुली उठाना – किसी को दोषी ठहराना

   वाक्य – मिश्रा जी की जतिन से बिलकुल नहीं बनती। इस कारण फाइल न मिलने पर उन्होंने जतिन पर अँगुली उठा दी।

8. अँगुलियों पर नचाना – अपने वश में रखना

वाक्य – मनप्रीत बहुत ही भोली है। इस कारण हर कोई उसे अपनी अँगुलियों पर नचाता रहता है।

9. अँगुलियों का खेल होना – बहुत आसान काम होना

वाक्य – रीमा गणित में बहुत होशियार है। इसी कारण कठिन से कठिन सवाल हल करना उसके लिए अँगुलियों का खेल है।

10. पाँचों अँगुलियाँ घी में रहना – लाभ ही लाभ होना

वाक्य – बहादुर ने जबसे अपनी नौकरी छोड़कर व्यापार करना प्रारंभ किया है, उसकी पाँचों अँगुलियाँ घी में हैं।

11. अँगुली टेढ़ी करना – गलत तरीके से समस्या का हल निकालना

वाक्य – सुरभि के पिताजी को बेटी को अच्छी नौकरी दिलवाने के लिए अँगुली टेढ़ी करनी पड़ी।

12. टेढ़ी अँगुली से घी निकालना – आसानी से कार्य न होना

वाक्य – रमेश बहुत ही आलसी है। उससे कोई काम करवाना टेढ़ी अँगुली से घी निकालने के बराबर है।

13. अँगुली पकड़कर पहुँचा पकड़ना – थोड़ा सा आश्रय पाकर हक जताना

वाक्य – रंजना ने कमला को नौकरी क्या दे दी, वह तो कंपनी के लाभ में अपना हिस्सा माँगने लगी। इसे ही कहते हैं, अँगुली पकड़कर पहुँचा पकड़ना।

14. अँगुली चाटना – बहुत स्वादिष्ट व्यंजन खाना

वाक्य – विशाखा के हाथ का खाना खाकर सब अँगुली चाटते रह गए।

गरदन और गले से संबंधित मुहावरे

1. गरदन झुकाना – सिर नीचा कर देना

   वाक्य – भाई के कुकर्मों ने सबके सामने परिवार की गरदन झुका दी है।

2. गरदन पर सवार होना – पीछे पड़ना

   वाक्य – अपना काम निकलवाने के लिए अमित हमेशा ही मेरी गरदन पर सवार रहता है।

3. गरदन उठाना – विरोध करना

   वाक्य – ब्रिटिश साम्राज्य में किसी की भी अंग्रेज़ों के आगे गरदन उठाने की हिम्मत नहीं थी।

4. गरदन पर छुरी चलाना – अन्याय करना

   वाक्य – श्याम ने अपने मित्र रमन को नौकरी से निकलवाकर उसकी गरदन पर छुरी चला दी।

5. गरदन उड़ाना – जान से मार देना

   वाक्य – सामान लूटने के उद्देश्य से डाकुओं ने समस्त परिवारवालों की गरदन उड़ा दी।

6. गरदन झुकना – शर्मिंदा होना

   वाक्य – रिश्वत लेते पकड़े जाने पर सबके सामने दीपक की गरदन झुक गई।

7. गरदन झुका देना – अधीनता स्वीकार कर लेना

   वाक्य – कर्ज़ न चुका पाने पर किसान ने ज़मींदार के आगे गरदन झुका दी।

8. गला छूटना – मुश्किल से पीछा छूटना

वाक्य – बहुत प्रयत्न करने के बाद राधेराम का लिए गए कर्ज़ से गला छूटा।

9. गले मढ़ना – जबरदस्ती काम करवाना

वाक्य – काम में अत्यधिक व्यस्त होने की बात बताने पर भी मेरी पड़ोसन अपनी बेटी का परियोजना–कार्य मेरे गले मढ़ गई।

10. गले का हार होना – बहुत प्यारा होना

वाक्य – अपनी अच्छाइयों के कारण नवल सबके गले का हार बना हुआ है।

11. गला फाड़ना – ज़ोर–ज़ोर से चिल्लाना/बहुत ज़ोर से बोलना

वाक्य – कनक ज़रा–ज़रा सी बात पर गला फाड़ने लगती है जोकि अनुचित है।

12. गला पकड़ना – किसी को दोषी ठहराना

वाक्य – भीम ने अपनी पुस्तक न मिलने पर पास बैठे सहपाठी का गला पकड़ लिया।

13. गले पड़ा ढोल बजाना – मजबूरी में कोई काम करना

वाक्य – आयुश को व्यापार करना नापसंद है लेकिन पिता जी की इच्छा के कारण कर रहा है। व्यापार उसके लिए गले पड़े ढोल बजाने जैसा है।

14. गला दबाना – मार डालना

वाक्य – काजल के भाई ने बदला लेने के लिए रंजना को गला दबाकर मार डाला।

15. गले की हड्डी बनना – किसी के लिए मुसीबत बन जाना

वाक्य – बिना किसी कारण नेता के भड़काने पर हड़ताल करनेवाले मजदूर मालिक के गले की हड्डी बने हुए हैं।

16. गला छुड़ाना – पीछा छुड़ाना

वाक्य – रीना बहुत स्वार्थी है। इस कारण हर कोई जल्द से जल्द उससे गला छुड़ाना चाहता है।

17. गले लगाना – प्यार करना

वाक्य – भाषण प्रतियोगिता में प्रथम आने पर अभय की दादी ने उसे गले से लगा लिया।

18. गला भर आना – भावातिरेक के कारण गले से आवाज न निकलना

वाक्य – मायके से विदा होते समय पुत्री के साथ–साथ सभी परिवारजनों का गला भी भर आया।

कमर से संबंधित मुहावरे

1. कमर कसना – कार्य करने के लिए तैयार रहना

   वाक्य – सैनिक देश की सेवा करने के लिए सदैव कमर कसकर तैयार रहते हैं।

2. कमर टूटना – हिम्मत न रहना

   वाक्य – पति की आकस्मिक मृत्यु ने नमिता की कमर ही तोड़कर रख दी है।

3. कमर सीधी करना – आराम करना

   वाक्य – सुबह से काम करते–करते मीना थक गई। इस कारण दोपहर को वह थोड़ी देर के लिए कमर सीधी करने के लिए लेट गई।

4. कमर तोड़ना – अशक्त हो जाना

   वाक्य – आर्थिक मंदी ने सबकी ही कमर तोड़कर रख दी है।

5. कमर झुकना – वृद्ध हो जाना/थक जाना

   वाक्य – अधिक उम्र हो जाने के कारण मेरी नानी की कमर झुक गई है।

   - पूरा दिन काम करते–करते मेरी कमर झुक गई है।

6. कमर का ढीला होना – कामचोर/आलसी होना

   वाक्य – दिपांशु कमर का ढीला है। इस कारण मालिक ने उसे नौकरी से निकालने की चेतावनी दी।

7. कमर खोलना – काम खत्म करने के बाद राहत की साँस लेना/हिम्मत हारना

   वाक्य – परीक्षा समाप्त होने के बाद रीना ने कमर खोल ली।

   - लक्ष्मीबाई की अद्‌वितीय वीरता को देखकर शत्रु सेना कमर खोलकर भाग खड़ी हुई।

छाती से संबंधित मुहावरे

1. छाती गज भर की होना – बहुत प्रसन्न होना

   वाक्य – पुत्र को भारत रत्न मिलने की बात सुनकर माता–पिता की छाती गज भर की हो गई है।

2. छाती दहलना – डर जाना

   वाक्य – कोरोना महामारी के कारण हुई मृत्यु दरों का आँकड़ा सुनकर मेरी छाती दहल गई।

3. छाती जलना – ईर्ष्या होना

   वाक्य – दूसरों की उन्नति को देखकर रोशन की छाती जल उठती है।

4. छाती फूलना – किसी पर गर्व होना

   वाक्य – अर्पणा के जिलाधिकारी बनने की बात सुनकर परिवार में सबकी छाती फूल गई।

5. छाती पर साँप लोटना – किसी की उन्नति देखकर ईर्ष्या करना

   वाक्य – अपने बचपन के सहपाठी की सफलता को देखकर अर्जुन की छाती पर साँप लोटने लगा।

6. छाती फटना – बहुत अधिक दुखी होना

   वाक्य – दुर्घटना में पुत्री की बुरी अवस्था देखकर माँ की छाती फट गई।

7. छाती ठंडी होना – इच्छा पूर्ति होने पर मन को शांति मिलना

   वाक्य – किए गए अपमान का बदला लेकर ही द्रौपदी की छाती ठंडी हुई।

8. छाती पर पत्थर रखना – चुपचाप दुख को सहन करना

वाक्य – दुश्मन से लड़ते हुए राहुल मारा गया। पुत्र के वीरगति प्राप्त होने पर पिता ने छाती पर पत्थर रख लिया।

9. छाती पीटना – बिलख–बिलखकर रोना

वाक्य – पुत्र के अचानक घर छोड़कर चले जाने पर माँ छाती पीटने लगी।

10. छाती पर मूँग दलना – पास रहकर दुख देना

वाक्य – रक्षा का छोटा पोता नमन जब देखो दादी माँ की छाती पर मूँग दलने को तैयार रहता है।

11. छाती पर सवार होना – सामने खड़े होकर काम करवाना

वाक्य – मालिक की बेटी कंचन जब देखो कर्मचारियों की छाती पर सवार रहती है।

12. छाती भर आना – खुशी से गद्‌गद होना

वाक्य – पुत्र को युद्ध से सकुशल आया देखकर माँ की छाती भर आई।

13. छाती पत्थर की करना – मन को कठोर बना लेना

वाक्य – अन्याय को सहते–सहते मृदुला की छाती पत्थर की हो गई है।

14. छाती दूनी होना – अत्यधिक प्रसन्न होना

वाक्य – बच्चों की कामयाबी देखकर माता–पिता की छाती दूनी हो जाती है।

15. छाती पकना – परेशान हो जाना

वाक्य – पिता जी की लंबी बीमारी के कारण रमन को पैसे की तंगी हो गई है। इस कारण उसकी छाती पक गई है।

16. छाती धड़कना – किसी अनिष्ट की आशंका के कारण मन में भय होना

वाक्य – रात्रि के समय लगातार गोलीबारी से मेरी छाती ज़ोर–ज़ोर से धड़कने लगी।

17. छाती खोलकर रख देना – सब कुछ प्रदान करवाना

वाक्य – माता–पिता अपने बच्चों के लिए छाती खोलकर रख देते हैं।

18. छाती का बाल होना – विश्वासपात्र होना

वाक्य – नीरज अत्यंत ईमानदार है। इस कारण वह मालिक की छाती का बाल है।

19. छाती ठोकना – साहस दिखाना

वाक्य – मित्र की सहायता प्राप्त करके रीना ने छाती ठोककर अपराजिता को चुनौती दी।

20. छाती से लगाना – हमेशा अपने साथ रखना

वाक्य – छोटे बच्चों को देखभाल की ज़्यादा जरूरत होती है। इस कारण हम हमेशा उन्हें छाती से लगाकर रखते हैं।

21. छाती फुलाना – घमंड करना

वाक्य – जरा सी धन–दौलत आते ही निर्धन लोग छाती फुलाकर चलने लगते हैं।

22. छाती मसोसना – मन ही मन दुखी होना

वाक्य – हाथ आया सुअवसर निकल जाने से कणिका छाती मसोसकर रह गई।

बाल से संबंधित मुहावरे

1. बाल बाँका न होना – कुछ भी हानि न होना

   वाक्य – तीसरी मंज़िल से गिरने के बावजूद बच्चे का बाल भी बाँका नहीं हुआ।

2. बाल–बाल बचना – किसी मुसीबत से बच निकलना

   वाक्य – विद्यालय से आते समय तेज़ी से आती कार के नीचे आने से निर्मला बाल–बाल बच गई।

3. बाल की खाल निकालना – बिना कारण किसी की बुराई करना

   वाक्य – अमिता स्वयं तो कुछ भी नहीं करती है। केवल बाल की खाल निकालती रहती है।

4. बाल तक न उखाड़ पाना – कुछ भी नुकसान न कर पाना

   वाक्य – सोनल ने विनिता का अहित करने की बहुत कोशिश की लेकिन वह उसका बाल तक न बिगाड़ पाई।

5. बालभर भी अंतर न होना – कुछ भी भेद न होना

   वाक्य – नीना और काजल वैसे तो सहेलियाँ हैं लेकिन उनके स्वभाव में बालभर भी अंतर नहीं है।

6. बाल पकना – बालों का सफेद होना

   वाक्य – रामू की उम्र मात्र दस साल है लेकिन अभी से ही उसके बाल पकने आरंभ हो गए हैं।

7. धूप में बाल सफेद न होना – अनुभवी होना

   वाक्य – हमें बड़े–बुजुर्गों की सलाह को मान लेना चाहिए क्योंकि उन्होंने बाल धूप में सफेद नहीं किए हैं।

8. बाल सफेद होना – वृद्‌ध हो जाना

वाक्य – चारू के बाल सफेद हो गए हैं लेकिन अभी भी उसमें किसी भी काम को करने की समझ नहीं है।

9. बाल बराबर समझना – तुच्छ समझना

वाक्य – सविता के पिता जी एक उच्च अधिकारी हैं। इस कारण वह मुझे बाल बराबर समझती है।

10. बाल का कंबल बनाना – छोटी बात को बड़ा करके बतलाना

वाक्य – राखी की बाल को कंबल बनाने की बुरी आदत है। इस कारण उसका कोई भी मित्र नहीं है।

गाल से संबंधित मुहावरे

1. गाल फुलाना – नाराज़ होना

   वाक्य – पिता जी द्वारा नई साइकिल न दिलाने पर सोमा सारा दिन गाल फुलाए रही।

2. गाल बजाना – बढ़–चढ़कर बातें करना

   वाक्य – रीना सारा दिन गाल बजाती रहती है। कुछ भी काम नहीं करती है।

3. गाल में भरना – मुँह में रखना

   वाक्य – वह हमेशा कुछ न कुछ गाल में भरे रहती है। इस कारण उसकी सेहत सही नहीं रहती है।

4. काल के गाल में जाना – मर जाना

   वाक्य – तेज़ बहती नदी में डूब जाने से श्रवण काल के गाल में चला गया।

5. गाल करना – बढ़–चढ़कर बातें करना

   वाक्य – राजीव की हमेशा अपना गाल करने की आदत है। इस कारण पीठ पीछे सब उसका मज़ाक उड़ाते हैं।

6. गाल में चावल भरे होना – मुँह से सही तरह से बात न निकलना

   वाक्य – कविता की कोई भी बात समझ में नहीं आती है। इस कारण ऐसा लगता है, हर समय उसके गाल में चावल भरे हुए हैं।

7. गाल पर गाल चढ़ना – खूब मोटा–ताजा होना

   वाक्य – बहुत अधिक खाने से रेखा के गाल पर गाल चढ़ गए हैं।

8. गाल पिचकना – कमजोर होना

   वाक्य – सोमनाथ अपनी सेहत का ध्यान नहीं रखता है। इस कारण उसके गाल पिचक गए हैं।

जीभ/जुबान से संबंधित मुहावरे

1. जीभ लपलपाना – कुछ भी खाने के लिए व्याकुल होना

   वाक्य – सीमा को बहुत भूख लगती है। इस कारण उसकी जीभ हरदम लपलपाती ही रहती है।

2. जीभ पकड़ना – किसी को कोई बात कहने से मना करना

   वाक्य – रमा ने भाई को उसके बेटे के पड़ोसी का अपमान करने की बात बतानी चाही लेकिन भाभी ने उसकी जीभ पकड़ ली।

3. जीभ खोलना – कुछ माँगना

   वाक्य – रजनी ने पहली बाद पिता जी से जीभ खोलकर स्कूटी माँगी है।

4. जीभ चलना – कुछ न कुछ खाते रहना/अनावश्यक रूप से बातें करना

   वाक्य – दिव्या की जीभ सारा दिन चलती रहती है। इस कारण वह मोटी होती जा रही है।

5. जीभ चलाना – बहुत बातें करना

   वाक्य – शीना की जीभ चलाने की आदत से सब परेशान हैं। इस कारण उसे देखते ही सब अपना रास्ता बदल लेते हैं।

6. जीभ हिलाना – कुछ कहना

   वाक्य – सभा में सबके द्‌वारा अपनी बात कहने के बाद आराधना ने अपनी जीभ हिलाई।

7. जुबान में लगाम न होना – उचित–अनुचित का विचार किए बिना बोलना

   वाक्य – राकेश को छोटे–बड़े का लिहाज ही नहीं है। वह किसी को कुछ भी बोल देता है। उसकी जुबान में लगाम ही नहीं है।

8. जुबान देना – वचन देना

वाक्य – दादा जी ने अपने निर्धन मित्र की पुत्री के विवाह में बीस हज़ार देने की जुबान दी है।

9. जुबान पर होना – याद होना

वाक्य – रजनीश की स्मरण–शक्ति बहुत तेज़ है। इस कारण पढ़े गए सभी श्लोक आज भी उसकी जुबान पर हैं।

10. जुबान चलाना – अनुचित बातें करना

वाक्य – अनुजा की जुबान चलाने की आदत के कारण हर कोई पीठ पीछे उसकी निंदा करता है।

11. जुबान तालू से चिपक जाना – डर के कारण मुँह से बात न निकल पाना

वाक्य – रौनक पिता जी से बहुत डरता है। इस कारण उनको कमरे में अचानक आया देखकर उसकी जुबान तालू से ही चिपक गई।

12. जुबान सँभालकर बोलना – उचित–अनुचित पर विचार करके बोलना

वाक्य – कनुप्रिया सबसे जुबान सँभालकर बोलती है। इस कारण वह सबकी प्रशंसा की पात्र है।

13. गजभर की जुबान होना – बहुत बातूनी होना/बढ़–चढ़कर बोलनेवाला

वाक्य – रीता से कोई भी बात नहीं करना चाहता क्योंकि उसकी जुबान गजभर की है।

14. जुबान पर चढ़ना – कंठस्थ होना

वाक्य – मंजुला को पूरी रामायण जुबान पर चढ़ी हुई है।

15. जुबान खराब करना – बुरे शब्द बोलना

वाक्य – सविता की जुबान खराब करने की आदत के कारण कोई भी उससे बात नहीं करना चाहता।

16. जुबान चलाने की रोटी खाना – चापलूसी करके जीविका चलाना

वाक्य – आजकल के समय में कुछ लोग जुबान चलाने की रोटी खाते हैं।

17. जुबान उलटना – कही गई बात से इनकार कर देना

वाक्य – रक्षिता ने कंचन की मदद करने की बात कही थी, लेकिन उसने अपनी जुबान उलट दी।

18. जुबान खुलवाना – कोई बात कहने के लिए मजबूर करना

वाक्य – रमा ने बीना से कहा, तुम मुझसे मेरी जुबान नहीं खुलवा सकती हो।

- अदालत में वकील को मुजरिम की जुबान खुलवाने के लिए बहुत मशक्कत करनी पड़ी।

19. जुबान बिगड़ जाना – मुँह का स्वाद बिगड़ जाना

वाक्य – बुखार के कारण जया की जुबान बिगड़ गई है। इस कारण उसने माँ से करेले बनाने को कहा।

20. जुबान पर ताला लगना – चुप रहना

वाक्य – प्रधानाचार्य के कक्षा में आते ही सब बच्चों की जुबान पर ताला लग गया।

21. जुबान घिस जाना – किसी बात को बार–बार कहते हुए थक जाना

वाक्य – मीना को पढ़ने के लिए समझाते–समझाते मेरी जुबान ही घिस गई है।

22. जुबान लेना – वचन लेना

वाक्य – बिना जुबान लिए सविता जी किसी को भी नौकरी पर नहीं रखती हैं।

23. जुबान से उफ तक न करना – शिकायत न करना

वाक्य – पति द्वारा दी गई तमाम यातनाओं के बावजूद रेवा ने जुबान से उफ तक नहीं की।

24. जुबान न थकना – लगातार बोलना

वाक्य – हेमा बहुत बातूनी है। लगातार तीन घंटे तक बोलने के बावजूद उसकी जुबान नहीं थकी।

25. जुबान का कच्चा होना – असत्य बोलनेवाला

वाक्य – खन्ना साहब का बड़ा बेटा जुबान का कच्चा है। इस कारण कोई भी उसकी बात पर यकीन नहीं करता है।

कलेजे से संबंधित मुहावरे

1. कलेजा जलना – अत्यंत दुख होना

   वाक्य – अपनी प्रिय सहेली के कटु वचन सुनकर कनिका का कलेजा जल गया।

2. कलेजा छलनी–छलनी होना – किसी के व्यवहार से दिल में बहुत दुख होना

   वाक्य – पोती के बुरे व्यवहार से दादा जी का कलेजा छलनी–छलनी हो गया।

3. कलेजा दहल उठना – घबरा जाना

   वाक्य – पुत्री की असमय मृत्यु से दादी जी के विलाप को सुनकर उसका कलेजा दहल उठा।

4. कलेजा पसीजना – दया आना

   वाक्य – सड़क पर एक अत्यंत वृद्ध व्यक्ति को अखबार बेचते देखकर मेरा कलेजा पसीज गया।

5. कलेजा मुँह को आना – किसी चिंता के कारण मन का बेचैन होना

   वाक्य – डॉक्टर से पुत्र के ऑपरेशन की बात सुनकर मेरा कलेजा मुँह को आ गया।

6. कलेजा हिलना – बहुत अधिक व्याकुल होना

   वाक्य – बेटा–बहू के हमेशा के लिए विदेश में बसने की बात को सुनकर माता–पिता का कलेजा हिल गया।

7. कलेजे पर साँप लोटना – किसी की प्रगति को देखकर ईर्ष्या होना

   वाक्य – अपनी चचेरी बहन की प्रगति को देखकर मीनाक्षी के कलेजे पर साँप लोटने लगा।

8. कलेजा मजबूत करना – हिम्मत करना

वाक्य – हमें आनेवाली मुसीबतों से लड़ने के लिए अपना कलेजा मजबूत करना चाहिए। न कि उससे घबराना चाहिए।

9. कलेजा निकालकर रख देना – अत्यधिक प्रिय वस्तु दे देना

वाक्य – माता–पिता अपने बच्चों की खुशी के लिए कलेजा निकालकर रख देते हैं।

10. कलेजा पक जाना – दुख से उकता जाना

वाक्य – हर कोई जीवन में परिवर्तन चाहता है। एक ही तरह का काम करते–करते कलेजा पक जाता है।

11. कलेजा ठंडा होना – संतुष्ट होना

वाक्य – पोते की तोतली बातें सुनकर दादा जी का कलेजा ठंडा हो गया।

12. कलेजे का टुकड़ा होना – बहुत प्रिय होना

वाक्य – बच्चे माता–पिता की जान होते हैं। उनके कलेजे का टुकड़ा होते हैं।

13. कलेजे से लगाना – प्यार करना

वाक्य – ऋषभ के पूरे जिले में अव्वल आने पर माँ ने उसे कलेजे से लगा लिया।

14. कलेजा उछलना – अत्यंत प्रसन्नता से दिल का धड़कना

वाक्य – विद्यालय की तरफ से नासा जाने वाली टीम में अपना

नाम चयनित होने की बात जानकर ऋचा का कलेजा उछलने लगा।

15. कलेजा पत्थर का होना – मन का कठोर होना

वाक्य – बचपन से ही दुखों को सहते–सहते मीना का कलेजा पत्थर का हो गया है।

16. कलेजा टुकड़े–टुकड़े होना – किसी के व्यवहार से अत्यंत आहत होना

वाक्य – देवरानी द्वारा कहे गए कटु वचनों को सुनकर रिया का कलेजा टुकड़े–टुकड़े हो गया।

17. कलेजा काँपना – भय से विचलित हो जाना

वाक्य – अचानक अपने कमरे में बिस्तर के पास एक साँप को देखकर मेरा कलेजा काँपने लगा।

18. कलेजा खाना – बहुत तंग करना

वाक्य – सारा दिन बच्चे अपनी चिल्लाहट–उछल–कूद से दादी अम्मा का कलेजा खाते रहते हैं।

19. कलेजा थामकर बैठ जाना – निराश हो जाना

वाक्य – पिताजी के नौकरी जाने की बात सुनकर रीना अपना कलेजा थामकर बैठ गई।

20. कलेजे में तीर लगना – दिल में गहरी चोट लगना

वाक्य – प्रिया आजकल सीमा से बात नहीं करती है क्योंकि उसकी कटु बातें सीधे कलेजे में तीर की तरह लगती हैं।

21. कलेजा पसीजकर रह जाना – मजबूरी के कारण कुछ भी न कर पाना

वाक्य – राहुल बॉस का खास आदमी है। इस कारण राज नौकरी जाने के भय से उसका बुरा व्यवहार देखकर भी कलेजा पसीजकर रह जाता है।

22. कलेजा धक से हो जाना – अचानक भयभीत हो जाना

वाक्य – मुझे दरवाज़े के पीछे छिपकर टेलीविज़न देखते पिता जी ने देख लिया। यह जानकर मेरा कलेजा धक से हो गया।

23. कलेजा बल्लियों उछलना – खुशी से दिल का ज़ोर–ज़ोर से धड़कना

वाक्य – कार्यालय की ओर से सिंगापुर जाने की बात सुनकर मेरा कलेजा बल्लियों उछलने लगा।

24. कलेजा फटना – बहुत दुखी होना

वाक्य – प्रिय मित्र की रेल दुर्घटना में हुई मृत्यु की बात सुनकर मेरा कलेजा फट गया।

25. कलेजा बढ़ जाना –उत्साहित होना

वाक्य – पुत्र के रीडर से प्रोफेसर बनते ही मेरा कलेजा बढ़ गया।

दिमाग/अक्ल से संबंधित मुहावरे

1. दिमाग आसमान पर होना – बहुत घमंड होना

   वाक्य – अच्छी कंपनी में नौकरी लगने के कारण रीना का दिमाग आसमान पर है।

2. दिमाग से उतर जाना – भूल जाना

   वाक्य – कंचन बहुत भुलक्कड़ है। इस कारण दादा जी के आने की बात उसके दिमाग से उतर गई।

3. दिमाग खाना/चाटना – बेकार की बातें करके किसी को तंग करना

   वाक्य – मंजु की दादी उससे बहुत परेशान है क्योंकि वह सुबह से उनका दिमाग खा रही है।

4. दिमाग ऊँचा होना – बहुत अभिमान हो जाना

   वाक्य – आजकल सुमन की बड़ी बहन की जान–पहचान बड़े–बड़े लोगों से है। इस कारण उसका दिमाग ऊँचा हो गया है।

5. दिमाग लड़ाना – बहुत सोच–विचार करना

   वाक्य – बहुत दिमाग लड़ाने के बाद भी सृजन पहेली हल नहीं कर सका।

6. दिमाग में खलल होना – मन का कार्य करने की स्थिति में न होना

   वाक्य – पिताजी की असमय मृत्यु के कारण मंजीत के दिमाग में खलल मचा हुआ है।

7. दिमाग ठिकाने लगा देना – अक्ल सही करना

   वाक्य – विनय के पिता जी इंस्पेक्टर हैं। उन्होंने बड़े–बड़े मुज़रिमों के दिमाग ठिकाने लगा दिए हैं।

8. दिमाग खपाना – दिमाग थकानेवाला कार्य करना

वाक्य – सुबह से शाम तक कार्यालय में लगातार आठ घंटे तक काम करके दिमाग खप जाता है।

9. दिमाग सातवें आसमान पर होना – अत्यधिक घमंडी होना

वाक्य – अत्यधिक प्रतिभाशाली होने के कारण रंजना का दिमाग सातवें आसमान पर है। इस कारण वह किसी से भी ठीक से बात नहीं करती है।

10. दिमाग आसमान से उतरना – घमंड का दूर होना

वाक्य – व्यापार में हुई अपार क्षति से उसका दिमाग आसमान से उतर गया है।

11. दिमाग में फितूर होना – मन में गलत बात का आना

वाक्य – मोना हमेशा ही मुझे नीचा दिखाने का कोई न कोई तरीका सोचती रहती है। लगता है, उसके दिमाग में फितूर है।

12. दिमाग में भूसा भरा होना – बेवकूफ होना

वाक्य – सतवीर हर काम उलटा ही करता है। लगता है, उसके दिमाग में भूसा भरा हुआ है।

13. अक्ल का दुश्मन – मूर्ख

वाक्य – मोनू को कोई भी बात समझ में नहीं आती है। वह अक्ल का दुश्मन है।

14. अक्ल के पीछे लट्ठ लिए घूमना – हर कार्य मूर्खतापूर्ण करना

वाक्य – रमन कोई भी कार्य ठीक से नहीं कर पाता है। ऐसा लगता है, वह हर समय अक्ल के पीछे लट्ठ लिए घूमता रहता है।

15. अक्ल का अँधा होना – बेवकूफ

वाक्य – पीयूष कोई भी काम सोच–विचारकर नहीं करता है। वह पूरा अक्ल का अँधा है।

16. अक्ल का खुल जाना – समझदारी की बात करना

वाक्य – मित्रों से कई बार धोखा खाने के बाद अनु की अक्ल खुल गई है।

17. अक्ल के घोड़े दौड़ाना – तरह–तरह की कल्पनाएँ करना

वाक्य – सारा दिन अक्ल के घोड़े दौड़ाने के बाद भी अली पहेली को हल नहीं कर सका।

18. अक्ल चकराना – कुछ भी समझ न आना

वाक्य – पूरा साल ठीक से पढ़ाई न करने के कारण परीक्षा शुरू होते ही संजना की अक्ल चकराने लगी।

19. अक्ल दंग रह जाना – हैरान रह जाना

वाक्य – अक्षरधाम की सुंदरता को देखकर पर्यटकों की अक्ल दंग रह गई।

20. अक्ल चरने जाना – समय पर बुद्धि का ठीक से काम न करना

वाक्य – नीता ने हाथ आए सुअवसर को गँवा दिया। ऐसा लगता है, उस समय उसकी अक्ल चरने गई थी।

21. अक्ल खर्च करना – सोच–विचार करके कार्य करना

वाक्य – सवाल बहुत कठिन था। उसे करने के लिए सोनिका को बहुत अक्ल खर्च करनी पड़ी।

22. अक्ल ठिकाने लगना – गलती समझ में आना

वाक्य – मित्र की गलत संगति से अपना सब कुछ गँवाने के बाद ही श्रवण की अक्ल ठिकाने लगी।

23. अक्ल गुम हो जाना – कुछ भी समझ न आना

वाक्य – पूरा साल पढ़ाई न करने के कारण प्रश्न–पत्र को देखते ही श्यामू की अक्ल गुम हो गई।

24. अक्ल के तोते उड़ जाना – परेशान हो जाना

वाक्य – संकट आने पर बड़े–बड़े लोगों के अक्ल के तोते उड़ जाते हैं।

25. अक्ल मारी जाना – घबरा जाना

वाक्य – संकट आने पर अधिकतर लोगों की अक्ल मारी जाती है।

दिल से संबंधित मुहावरे

1. दिल उछलना – बहुत प्रसन्न होना

   वाक्य – कक्षा में अव्वल आने पर रमोला का दिल उछलने लगा।

2. दिल भारी होना – उदास होना

   वाक्य – मित्र के पिता जी की मृत्यु का समाचार सुनकर मेरा दिल भारी हो गया।

3. दिल से दूर करना – भुला देना/उपेक्षा करना

   वाक्य – विवाह के बाद रंजना ने अपनी प्रिय मित्र कमला को दिल से दूर कर दिया है।

4. दिल मारना – अपनी चाह को दबा लेना

   वाक्य – बाज़ार में मनपसंद पोशाक की कीमत सुनकर रीना ने अपना दिल मार लिया।

5. दिल दुखाना – दुखी करना/कष्ट देना

   वाक्य – हमें स्वप्न में भी माता–पिता का दिल नहीं दुखाना चाहिए।

6. दिल पसीजना – मन में दया आना

   वाक्य – बीमारी से जूझते मरीजों की हालत देखकर मेरा दिल पसीज गया।

7. दिल में चोर होना – कोई गलती करने के कारण भयभीत रहना

   वाक्य – चोरी करने के कारण अनु भावना से नज़रें नहीं मिला पा रही थी, क्योंकि उसके दिल में चोर था।

8. दिल रखना – किसी की बात मान लेना

   वाक्य – दादी का दिल रखने के लिए धनंजय ने नौकरी करने के लिए स्वीकृति दे दी।

9. दिल से निकालना – सदा के लिए मन से निकाल देना

वाक्य – चचेरे भाई संजय के फरेब को देखकर अनुज ने उसे अपने दिल से निकाल दिया है।

10. दिल का बैठ जाना – मायूस हो जाना

वाक्य – प्रतियोगिता के अंतिम राउंड को पार न कर पाने के कारण मेरा दिल बैठ गया।

11. दिल खोलना – मन की बात कहना

वाक्य – आज मीनल बहुत दुखी थी। इस कारण उसने बहन के सामने अपना दिल खोलकर रख दिया।

12. दिल पर पत्थर रखना – मन को मज़बूत रखना

वाक्य – मालिक की ज़्यादतियों से तंग आकर मृदु ने दिल पर पत्थर रखकर नौकरी छोड़ने का दृढ़ निश्चय कर लिया।

13. दिल निकालकर रख देना – अपनी हैसियत से ज़्यादा देना

वाक्य – अपने बच्चों की इच्छाएँ पूर्ण करने के लिए माता–पिता दिल निकालकर रख देते हैं।

14. दिल हलका हो जाना – दुख का कम हो जाना

वाक्य – किसी को अपने दुख की बात बता देने से दिल हलका हो जाता है।

15. दिल जलना – जलन या ईर्ष्या करना

वाक्य – सुविधा का आलीशान घर देखकर विनीता का दिल जल गया।

16. दिल में फफोले पड़ना – अत्यंत दुखी होना

वाक्य – नीरज से हमेशा के लिए अपना देश छोड़ने की बात सुनकर माता–पिता के दिल में फफोले पड़ गए।

17. दिल की दिल में रह जाना – मन की चाह का पूर्ण न होना

वाक्य – काजल अंतरिक्ष में जाना चाहती थी। माता–पिता के इनकार करने पर उसके दिल की बात दिल में रह गई।

18. दिल का आधा हो जाना – डरते हुए काम करना

वाक्य – मीना को अंधकार से डर लगता है। इस कारण माँ द्वारा आँगन में बल्ब जलाने को कहने पर उसका दिल आधा हो गया।

19. दिल की बात दिल में रखना – मन की बात किसी को न बतलाना

वाक्य – कोमल अंर्तमुखी है। इस कारण वह दिल की बात दिल में रखती है।

20. दिल बाग–बाग होना – बहुत प्रसन्न होना

वाक्य – रजनी का रिश्ता अच्छे घर में तय होने से माता–पिता का दिल बाग–बाग हो गया।

21. दिल कड़ा करना – मन को मज़बूत करना

वाक्य – पुत्र को युद्‌ध के लिए भेजते समय माँ ने दिल को कड़ा कर लिया।

22. दिल भर आना – शोकाकुल होना

वाक्य – रमाकांत के पुत्र की असमय मृत्यु का समाचार जानकर सबका दिल भर आया।

23. दिल का गुबार निकालना – मन का दुख दूर करना

वाक्य – अपने दिल का गुबार निकालने के बाद ही अनु को चैन मिला।

24. दिल का साफ होना – किसी भी प्रकार की छल–कपट की भावना से दूर होना

वाक्य – रक्षिता का दिल साफ है। इस कारण सभी उसकी प्रशंसा करते हैं।

25. दिल छोटा करना – हतोत्साहित होना

वाक्य – अपने मित्र की मुसीबत में मदद न कर पाने के कारण राजेश ने अपना दिल छोटा कर लिया।

26. दिल बहलाना – मनोरंजन करना

वाक्य – अवकाश होने के कारण सब मित्रों ने दिल बहलाने के लिए पिकनिक पर जाने का विचार किया।

27. दिल कबाब होना – जलन/ईर्ष्या होना

वाक्य – मित्र को दिनोदिन कामयाबी के शिखर पर चढ़ते देख राकेश का दिल कबाब हो गया।

28. दिल टटोलना – मन की बात जानने का प्रयास करना

वाक्य – सोमा को उदास देखकर उसकी सहेली श्यामा ने उसका दिल टटोलने का यथासंभव प्रयास किया।

29. दिल बुझना – हिम्मत हार जाना

वाक्य – प्रतियोगिता परीक्षा में बार–बार असफल होने से कोमल का दिल बुझ गया है।

30. दिल हाथ में रखना – काबू मे रखना

वाक्य – हमें अपने दिल को हाथ में रखना चाहिए। वह बहुत चंचल होता है।

संस्कृत सूक्तियाँ हिंदी अर्थ सहित

- नास्ति बुद्धिमतां शत्रुः।।

  बुद्धिमानों का कोई शत्रु नहीं होता है।

- आपत्सु स्नेहसंयुक्तं मित्रम्।।

  आपत्ति के समय में भी स्नेह रखनेवाला ही मित्र होता है।

- उपायपूर्वं न दुष्करं स्यात्।।

  उपाय से कार्य दुष्कर या कठिन नहीं होता।

- विद्या परमं बलम्।।

  विद्या सबसे महत्त्वपूर्ण बल होता है।

- न संसार भयं ज्ञानवताम्।।

  ज्ञानियों को संसार का भय नहीं होता है।

- सक्ष्मात् सर्वेषों कार्यसिद्धिभर्वति।।

  क्षमा करने से सभी कार्यों में सफलता मिलती है।

- वृद्धसेवया विज्ञानत्।।

  वृद्धों की सेवा करने से सत्य ज्ञान की प्राप्ति होती है।

- सत्यमेव जयते न अनृतम्।।

  सत्य की ही जीत होती है। असत्य की नहीं।

- सहायः समसुखदुःखः।।

  सुख–दुख में बराबर साथ देनेवाला ही सच्चा सहायक होता है।

- विज्ञान दीपेन संसार भयं निवर्तते।।

  विज्ञानरूपी दीप से संसार का डर भाग जाता है।

- **मित्रसंग्रहेण बलं सम्पद्यते।।**

  अच्छे और योग्य मित्रों की अधिकता से ही बल प्राप्त होता है।

- **सुखस्य मूलं धर्मः।।**

  सुख का आधार धर्म होता है।

- **धर्मस्य मूलमर्थः।।**

  धन से ही धर्म संभव है।

- **आलसस्य लब्धमपि रक्षितुं न शक्यते।।**

  आलसी व्यक्ति प्राप्त वस्तु की भी रक्षा नहीं कर सकता है।

- **हेतुतः शत्रुमित्रे भविष्यतः।।**

  किसी प्रयोजन से ही शत्रु या मित्र बनते हैं।

- **अलब्धलाभो नालसस्य।।**

  आलसी को कुछ भी प्राप्त नहीं होता है।

- **नव्यसनपरस्य कार्यावाप्तिः।।**

  बुरी आदतों में लगे हुए मनुष्यों को कार्य की प्राप्ति नहीं होती है।

- **अग्निदाहादपि विशिष्टं वाक्पारुष्यम्।।**

  वाणी की कठोरता अग्निदाह से भी बढ़कर होती है।

- **दुर्बलाश्रयो दुःखमावहति।।**

  दुर्बल का आश्रय सदैव ही दुख देता है।

- **असमाहितस्य वृतिनर विद्यते।।**

  किस्मत के भरोसे बैठे रहने से कुछ भी प्राप्त नहीं होता है।

- **आत्मायत्तौ वृद्धिविनाशौ।।**

  वृद्धि और विनाश अपने हाथ में ही होता है।

- **सर्वथा सुकरं मित्रं दुष्करं प्रतिपालनम्।।**

  मित्रता करना सहज है लेकिन उसको निभाना बहुत ही कठिन होता है।

- अर्थेषणा न व्यसनेषु गण्यते।।

  धन की कामना रखना किसी बुराई में नहीं गिना जाता है।

- कार्यं पुरुषकारेण लक्ष्यं सम्पद्यते।।

  निश्चय कर लेने पर कार्य पूर्ण हो जाता है।

- धर्म एव हतो हन्ति धर्मो रक्षति रक्षतः।

  जो लोग धर्म की रक्षा करते हैं उनकी रक्षा स्वयं हो जाती है।

- भाग्यवन्तमपरीक्ष्यकारिणं श्रीः परित्यजति।।

  बिना विचार कार्य करनेवाले भाग्यशाली को लक्ष्मी भी छोड़ देती है।

- कार्यार्थिनामुपाय एव सहायः।।

  उद्यमियों के लिए उपाय ही सहायक हैं।

- कालवित् कार्यं साधयेत्।।

  समय की महत्ता को समझनेवाला ही कार्य में सफल होता है।

- कार्यान्तरे दीघसूर्त्रता न कर्तव्या।।

  कार्य के बीच में आलस नहीं करना चाहिए।

- पूर्वं निश्चित्य पश्चात् कार्यभारभेत्।।

  निश्चय करने के बाद ही कार्य को आरंभ करना चाहिए।

- स्वभावो दुरतिक्रमः।।

  स्वभाव बदलना कठिन होता है।

- अप्रयत्नात् कार्यविपत्तिभर्वती।।

  प्रयास न करने से कार्य नष्ट हो जाता हैं।

- मित्रता–उपकारफलं मित्रमपकारोऽरिलक्षणम्।।

  उपकार करना मित्रता का लक्षण है और अपकार करना शत्रुता का।

- शोकः शौर्यपकर्षणः।।

  शोक मनुष्य के शौर्य का नाश कर देता है।

- **सुख–दुर्लभं हि सदा सुखम्।।**

  सुख दुर्लभ होता है। सदैव ही सुख नहीं बना रहता है।

- **ये शोकमनुवर्ततन्ते न तेषां विद्यते सुखम्।।**

  शोकग्रस्त व्यक्ति को कभी भी सुख की प्राप्ति नहीं होती है।

- **सर्वे चण्डस्य विभ्यति।।**

  क्रोधी पुरुष से सभी डरते हैं।

- **यो यस्मिन् कर्माणि कुशलस्तं तस्मिन्नैव योजयेत्।।**

  जो मनुष्य जिस कार्य में कुशल हो, उसे वही कार्य सौंपना चाहिए।

- **दुःसाध्यमपि सुसाध्यं करोत्युपायज्ञः।।**

  उपायों का ज्ञाता कठिन को भी सरल बना देता है।

- **पृथिव्यां त्रीणि रत्नानि जलमन्नं सुभाषितम्।।**

  पृथ्वी पर तीन ही रत्न माने जाते हैं – जल, अन्न और अच्छे वचन।

- **सेवाधर्मः परमगहनो।।**

  सेवाधर्म कठिन धर्म होता है।

- **उपदेशो हि मूर्खाणां प्रकोपाय न शान्तये।।**

  उपदेश देने से मूर्खों का क्रोध बढ़ जाता है, शांत नहीं होता है।

- **बहूनामप्यसाराणां समवायो हि दुर्जयः।।**

  छोटे और निर्बल भी संख्या में बहुत होकर दुर्जेय हो जाते हैं।

- **यद् भविष्यो विनश्यति।।**

  जे होगा देखा जाएगा कहनेवाले नष्ट हो जाते हैं।

- **बलवन्तं रिपु दृष्ट्वा न वामान प्रकोपयेत्।।**

  शत्रु के बलवान होने पर क्रोध प्रकट नहीं करना चाहिए, शांत हो जाना चाहिए।

- **उपदेशो न दातव्यो यादृषे तादृषे जने।।**

  हर किसी को उपदेश देना उचित नहीं है।

- **किं करोत्येव पाण्डित्यमस्थाने विनियोजितम्।।**

  अयोग्य को मिले ज्ञान का फल विपरीत ही होता है।

- **हेतुरत्र भविष्यति।।**

  बिना प्रयोजन कुछ भी नहीं हो सकता है।

- **अध्ययनेन/अध्ययनं बिना ज्ञानं न भवति।।**

  अध्ययन के बिना ज्ञान की प्राप्ति नहीं होती है।

- **अनुशासनेन एव मनुष्यः महान् भवति।।**

  अनुशासन से ही मनुष्य महान बनता है।

- **उपायं चिन्तयेत्प्राज्ञस्तथा पायं च चिन्तयेत्।।**

  उपाय की चिंता के साथ दुष्परिणाम के बारे में भी विचार कर लेना चाहिए।

- **अतिस्नेहः पापशंकी ।।**

  अत्यधिक प्रेम पाप की आशंका उत्पन्न करता है।

- **महीयांसः प्रकृत्या मितभाषिणः**

  बड़े लोग स्वभाव से ही मितभाषी होते हैं।

- **अनागतं यः कुरुते स शोभते।।**

  आनेवाले संकट को देखकर भावी कार्य निश्चित करनेवाला ही सुखी रहता है।

- **शत्रवोऽपि हितायैव विवदन्तः परस्परम्।।**

  परस्पर लड़नेवाले शत्रु भी हितकारी होते हैं।

- **सदाचारः सर्वेषां धर्माणां श्रेष्ठः अस्ति।।**

  उत्तम व्यवहार सभी धर्मों में उत्तम होता है ।

- **परिश्रमस्य फलं मधुरं भवति।।**

  मेहनत का फल मीठा होता है।

- **गुणः खलु अनुरागस्य कारणं, न बलात्कारः।**

  केवल गुण ही प्रेम होने का कारण है, बल प्रयोग नहीं।

- नास्ति भीरोः कार्यचिन्ता।।

  कायर को कार्य की चिंता नहीं होती है।

- नास्त्यप्राप्यं सत्यवताम्।।

  सत्य सम्पन्न लोगों के लिए कुछ भी दुर्लभ नहीं होता है।

- ईश्वरस्य पूजा वृथा न भवति।।

  ईश्वर की पूजा व्यर्थ नहीं जाती है।

- संतोषवत् न किमपि सुखम् अस्ति।।

  संतोष के समान कोई सुख नहीं है।

- विद्या धनेषु उत्तमा वर्त्तते।।

  सभी धनों में विद्या धन सर्वोत्तम होता है।

- असंहताः विनश्यन्ति।।

  जो लोग मिलकर नहीं रहते हैं, उनका नाश हो जाता है।

- संहतिः कार्यसाधिका।।

  मिल–जुलकर कार्य करने से सफलता मिलती है।

- विद्यया लभते ज्ञानम्।।

  विद्या से ज्ञान की प्राप्ति होती है।

- अभ्यावहति कल्याणं विविधं वाक् सुभाषिता।।

  अच्छी तरह से बोली गई वाणी अलग–अलग तरह से मानव का कल्याण करती है।

- लोभमूलानि पापानि।।

  सभी पापों का मूल लोभ होता है।

- शरीरमाद्यं खलु धर्मसाधनम्।।

  शरीर धर्म पालन का पहला साधन है।

- तद् रूपं यत्र गुणाः।।

  जिस रूप में गुण है, वही श्रेष्ठ रूप है।

- **सत्यभाषणं पुण्यं वर्तते।**

  सच बोलने से पुण्य मिलता है।

- **लोभः प्रज्ञानमाहन्ति।।**

  लोभ विवेक का नाश करता है।

- **न मातुः पर दैवतम्।।**

  जननी से बढ़कर कोई भगवान नहीं है।

- **मन एव मनुष्याणां कारणं बन्धमोक्षयोः।।**

  मन ही मानव के बंधन और मोक्ष का कारण है।

- **कुलं शीलेन रक्ष्यते।।**

  शील से ही कुल की रक्षा होती है।

- **भाग्यं फलति सर्वत्र न विद्या न च पौरुषम्।।**

  भाग्य ही फल देता है। विद्या या पौरुष नहीं ।

- **वरं मौनं कार्यं न च वचनमुक्तं यदनृतम्।।**

  असत्य वचन बोलने से मौन धारण करना उत्तम है।

- **मनः शीघ्रतरं बातात्।।**

  मन की गति वायु से भी तीव्र होती है।

- **बलवन्तो हि अनियमाः नियमा दुर्बलीयसाम्।।**

  बलवान के लिए कोई नियम नहीं होते हैं। नियम तो दुर्बलों के लिए ही होते हैं।

- **सर्वे मित्राणि समृद्धि।।**

  संपन्नता में ही मित्र बनते हैं।

- **पात्रत्वाद् धनमाप्नोति।।**

  पात्रता होने से ही इंसान को धन की प्राप्ति होती है।

- **यद्भावि न तद्भावी भावि चेन्न तदन्यथा।।**

  जो नहीं होना है वो नहीं होगा। जो होना है, उसे कोई भी नहीं टाल सकता है।

- **विनयाद् याति पात्रताम्।।**

  विनय से ही मानव पा़त्रता को प्राप्त करता है।

- **जननी जन्मभूमिश्च स्वर्गादपि गरीयसी।।**

  जननी और जन्मभूमि स्वर्ग से भी श्रेष्ठ होती हैं।

- **दीयमानं हि नापैति भूय एवाभिवर्तते।।**

  जो दिया जाता है वह कम नहीं होता, बल्कि बढ़ता है।

- **उत्साहवन्तः पुरुषाः नावसीदन्ति कर्मसु।।**

  उत्साही पुरुष कार्य करने से पीछे नहीं हटते हैं।

- **सोत्साहानां नास्त्यसाध्यं नराणाम्।।**

  उत्साही व्यक्तियों के लिए कोई भी कार्य असाध्य नहीं होता है।

- **विद्या योगेन रक्ष्यते।।**

  विद्या की रक्षा अभ्यास से ही होती है।

- **उद्योगसम्पन्नं समुपैति लक्ष्मीः।।**

  परिश्रमी व्यक्ति के पास ही लक्ष्मी आती है।

- **अनर्थाः संघचारिणः।।**

  मुश्किलें समूह से ही आती हैं।

- **विद्वान सर्वत्र पूज्यते।।**

  विद्वान व्यक्ति हर जगह सम्मान पाता है।

- **यत्नवान् सुखमेधते।।**

  प्रयत्नशील व्यक्ति ही सुख का भागीदार होता है।

- **चिरनिरूपणीयो हि व्यक्तिस्वभावः।।**

  व्यक्ति का स्वभाव बहुत समय बाद ही पहचान में आता है।

- **हितं च मनोहारी च दुर्लभं वचः।।**

  भलाई के और मन को अच्छे लगनेवाले वचन दुर्लभ होते हैं।

- संसर्गजाः दोषगुणाः भवन्तिः।।

  संगति से ही दोष और गुण होते हैं।

- सहसा विद्धीत न क्रियां।।

  अचानक बिना सोचे–समझे कोई भी कार्य नहीं करना चाहिए।

- वाण्येका समलंकरोति पुरुषं या संस्कृतं धार्यते।।

  संस्कारयुक्त वाणी ही मानव को अंलकृत करती है।

- रिक्तः सर्वो भवति हि लघुः पूर्णता गौरवाय।।

  खाली होने से वस्तु हलकी बन जाती है। गौरव तो पूर्णता से ही मिलता है।

- अयोग्यः पुरुषः नास्ति योजकस्तत्र दुर्लभः।।

  कोई भी पुरुष अयोग्य नहीं, पर उसे योग्य काम में जोड़नेवाला पुरुष दुर्लभ होता है।

- बहुभाषिणः न श्रद्दधाति लोकः।।

  अधिक बोलनेवाले लोग पर लोग श्रद्धा नहीं रखते हैं।

- वीरभोग्या वसुंधरा।।

  पृथ्वी का उपभोग वीर पुरुष ही कर सकते हैं।

- कुपुत्रेण कुलं नष्टम्।।

  कुपुत्र से कुल का नाश हो जाता है।

- न धर्मवृद्धेषुश्वयः समीक्ष्यते।।

  कम उम्रवाले व्यक्ति भी तप के कारण सम्मानीय होते हैं।

- पदं हि सर्वत्र गुणैः र्निधीयते।

  गुणों के माध्यम से मानव सभी जगह पहुँच सकता है।

- काले खलु समारब्धाः फलं बध्नन्ति नीतयः।।

  समय पर प्रारंभ की गई नीतियाँ ही सफल होती हैं।

- दीर्घसूत्री विनश्यति।।

  प्रत्येक कार्य में अनावश्यक विलंब करनेवाला का नाश होता है।

- **आर्जवं हि कुटिलेषु न नीतिः।।**

  कुटिल लोगों के प्रति सरलता की नीति नहीं अपनाई जाती है।

- **अति तृष्णा विनाशाय।।**

  अधिक लालच करना विनाश का कारण होता है।

- **गुणाः पूजास्थानं गुणिषु न च लिंगः न च वयः।।**

  गुणी व्यक्ति के गुणों की ही पूजा होती है न कि उनकी आयु और लिंग की।

- **बुभुक्षितः किं न करोति पापम्।।**

  भूखा व्यक्ति कौन–सा पाप नहीं करता। अर्थात वह कुछ भी कर सकता है।

- **नहिं कृतमुपकारं साधवो विस्मरन्ति।।**

  सज्जन व्यक्ति किए गए उपकार को कभी भी नहीं भूलते हैं।

- **अति सर्वत्र वर्जयेत्।।**

  किसी भी चीज की अत्यधिक मात्रा हानिकारक होती है।

- **उदारचरितानां तु वसुधैव कुटुम्बकम्।।**

  उदारचरित्र वाले व्यक्तियों के लिए तो पूरा विश्व ही परिवार होता है।

- **परोपकारः पुण्याय पापाय परपीडनम्।।**

  दूसरों का भला करना पुण्य है और दूसरों को कष्ट देना पाप है।

- **विनाशकाले विपरीत बुद्धिः।।**

  विनाश के समय व्यक्ति की बुद्धि काम नहीं करती है।

- **पराधीन सपनेहुँ सुखम् नाहीं।।**

  पराधीन व्यक्ति कभी भी सुख का अनुभव नहीं कर सकता है।

- **उद्यमेन हि सिध्यन्ति कार्याणि न मनोरथैः।**

  न हि सुप्तस्य सिंहस्य प्रविशन्ति मुखे मृगाः।।

  परिश्रम करने से ही कार्यों में सफलता मिलती है ना कि इच्छा करने से। जिस प्रकार सोए हुए शेर के मुख में हिरन स्वयं नहीं आते हैं।

- क्षणशः कणशश्चैव विद्यामर्थं च साधयेत्।।

  एक–एक क्षण को व्यर्थ किए बिना विद्या प्राप्त करनी चाहिए, और एक–एक कण बचाकर धन एकत्र करना चाहिए।।

- चन्दनं शीतलं लोके, चन्दनादपि चन्द्रमाः।

  चन्द्रचन्दनयोर्मध्ये शीतला साधुसंगतिः।।

  संसार में चंदन को शीतल माना जाता है लेकिन चंद्रमा चंदन से भी अधिक शीतल होता है। अच्छे मित्रों का साथ चंद्र और चंद्रमा दोनों की तुलना में अधिक शीतलता देनेवाला होता है।

- यथा ह्येकेन चक्रेण न रथस्य गतिर्भवेत्

  एवं परुषकारेण बिना दैवं न सिद्धयति।।

  जैसे एक पहिए से रथ नहीं चल सकता है उसी प्रकार बिना पुरुषार्थ के भी भाग्य सिद्ध नहीं होता है।

- शैले शैले न माणिक्यं मौक्तिकं न गजे गजे।

  साधवो न हि सर्वत्र चन्दनं न वने वने।।

  प्रत्येक पर्वत पर मणि–माणिक्य नहीं मिलते हैं। न ही प्रत्येक हाथी के मस्तक से मुक्ता मणि ही प्राप्त होती है। उसी प्रकार संसार में मनुष्यों का बाहुल्य होने पर भी उसी प्रकार साधु पुरुष नहीं मिलते हैं, जिस प्रकार प्रत्येक वन में चंदन के वृक्ष नहीं होते हैं।

- एकेनापि सुपुत्रेण विद्यायुक्ते च साधुना।

  आह्लादितं कुलं सर्वं यथा चन्द्रेण शर्वरी।।

  जिस प्रकार वन में सुंदर खिले हुए फूलोंवाला एक ही वृक्ष अपनी सुगंध से सारे वन को सुंगधित कर देता है, उसी प्रकार एक ही सुपुत्र सारे कुल का नाम ऊँचा कर देता है।

- उपार्जितानां वित्तानां त्याग एव हि रक्षणम्।

  तडागोदरसंस्थानां परिस्त्राव इदाम्भसाम्।।

  तालाब के जल को स्वच्छ रखने के लिए उसका बहते रहना आवश्यक है। उसी प्रकार एकत्रित धन का त्याग करते रहने से ही उसकी रक्षा होती है।

- दरिद्रता धीरयता विराजते कुवस्त्रता स्वच्छतया विराजते।

  कदन्नता चोष्णतया विराजते कुरूपता शीलतया विराजते।।

  धैर्य से गरीबी भी सुंदर लगती है। साफ रहने पर साधारण वस्त्र भी अच्छे लगते हैं। गर्म किए जाने पर बासी भोजन भी अच्छा लगता है। और शील–स्वभाव से कुरूपता भी सुंदर लगती है।

- गुणैरुत्तमतां यान्ति नोच्चौरासनसंस्थितैः।

  प्रसादशिखरस्थोऽपि किं काको गरुडायते।।

  गुणों से ही मनुष्य महान बनता है न कि किसी ऊँचे स्थान पर बैठ जाने से। राजमहल के शिखर पर बैठ जाने से कौआ गरुण नहीं बन जाता है।

- अभिवादनशीलस्य नित्यं वृद्धोपसेविनः।

  चत्वारि तस्य वर्धन्ते आयुर्विद्या यशो बलम्।।

  जो व्यक्ति सुशील और विनम्र स्वभाव के होते हैं, प्रतिदिन बड़े लोगों की सेवा और सम्मान करते हैं, उनमें आयु, विद्या यश और बल का विकास होता है।

- पातितोऽपि कराघातै रुत्पतत्येव कन्दुकः।

  प्रायेण साधुवृत्तानाम स्थायिन्यो विपत्तयः।।

  हाथ से गिरी हुई गेंद भी धरती पर गिरने के बाद ऊपर की ओर उठती है। सज्जनों का बुरा समय भी अधिकतर थोड़े समय के लिए ही होता है।

- उदये सविता रक्तो रक्तःश्चास्तमय तथा।

  सम्पत्तौ च विपत्तौ च महतामेकरूपता।।

  उदय होते समय सूर्य लाल रंग का होता है। अस्त होते समय भी सूर्य लाल रंग का होता है। महापुरुष सुख और दुख में समान रहते हैं।

- जरा रूपं हरति, धैर्यमाशा, मृत्युः प्राणान्, धर्मचर्यामसूया।

  क्रोधः श्रियं, शीलमनार्यसेवा, ह्रियं कामः, सर्वमेवाभिमानः।।

  वृद्धावस्था सुंदरता का, धीरज इच्छाओं का, मृत्यु प्राणों का, धर्मपूर्वक व्यवहार ईर्ष्या का, क्रोध लक्ष्मी का, चरित्र बुरी संगति का, लज्जा काम का और अभिमान सबका नाश कर देता है।

- विद्याभ्यासस्तपो ज्ञानमिन्द्रियाणां च संयमः।

  अहिंसा गुरुसेवा च निःश्रेयस्करं परम्।।

  विद्या का अभ्यास, तप, ज्ञान, इंद्रिय–संयम, अहिंसा और गुरु सेवा ये बहुत कल्याणकारी होते हैं।

www.ingramcontent.com/pod-product-compliance
Lightning Source LLC
LaVergne TN
LVHW101952220826
846093LV00006B/188

* 9 7 8 1 6 3 7 4 5 5 9 5 1 *